AF365969

Docteur R. CARTAULT

CONTRIBUTION A L'ÉTUDE

DE

L'HYPERTROPHIE MAMMAIRE

de la Puberté

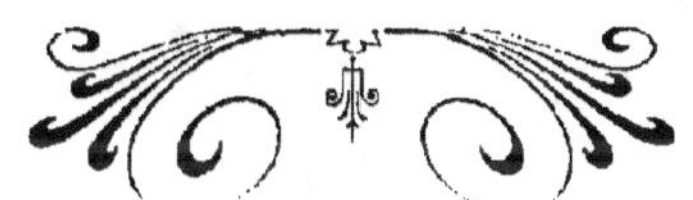

TOULOUSE

Ch. DIRION, LIBRAIRE-ÉDITEUR

22, rue de Metz et rue des Marchands, 33

1911

Docteur R. CARTAULT

CONTRIBUTION A L'ÉTUDE

DE

L'HYPERTROPHIE MAMMAIRE

de la Puberté

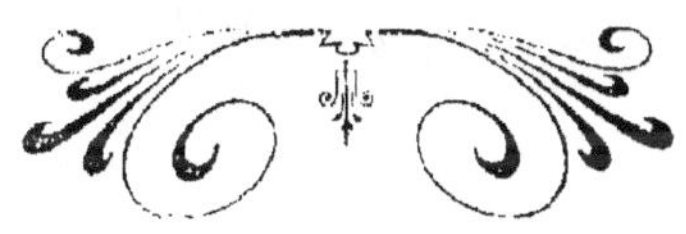

TOULOUSE

Ch. DIRION, LIBRAIRE-ÉDITEUR

22, rue de Metz et rue des Marchands, 55

—

1911

AVANT-PROPOS

A nos Maîtres de la Faculté et des Hôpitaux nous adressons l'expression de notre reconnaissance pour tous les enseignements qu'ils nous ont prodigués.

Nous tenons à remercier tout particulièrement M. le professeur H. Caubet, à qui revient l'idée première de ce travail, pour la bienveillance si grande qu'il nous a témoignée dans le cours de nos études et pour l'honneur qu'il nous fait en acceptant la présidence de notre thèse.

Les marques nombreuses d'intérêt, les bons conseils et les encouragements que nous avons reçus de M. le docteur Baudet, chef de clinique à la Faculté, chirurgien des Hôpitaux, nous font un agréable et impérieux devoir de l'assurer ici de notre profonde gratitude.

Toutes nos sympathies à nos excellents amis Ducuing, Soula, internes des Hôpitaux, et Goulan.

De tous nos camarades nous gardons le meilleur souvenir.

INTRODUCTION

M. le professeur H. Caubet eut l'occasion d'observer et d'opérer l'an dernier un remarquable exemple d'hypertrophie des deux seins chez une jeune fille. Heureux de partager la bonne fortune qui lui était offerte, notre maître, présenta la malade à la Société Anatomo-Clinique de Toulouse dans sa séance du 5 avril 1910. En outre, il publia, dans les *Archives de Médecine des Enfants*, un travail d'ensemble de la question en mars 1911 ; et, par la suite, il nous donna l'idée de faire sur ce sujet notre thèse inaugurale.

L'hypertrophie mammaire a été, dans son ensemble, l'objet de travaux remarquables parmi lesquels nous signalerons surtout ceux de Velpeau dans son *Traité des Maladies du Sein* ; de Nélaton dans sa *Pathologie chirurgicale* ; de Broca ; la thèse de Labarraque ; les articles de Labbé et Coyne dans leur *Traité des Tumeurs bénignes du Sein* ; ceux de Puech, de Cornil, l'étude approfondie de P. Delbet dans le *Traité de Chirurgie*, en France ; les mémoires de Kober, de Nevermann, de Fingerhuth ; les articles de Wertenweber, de Billroth, à l'étranger. Mais

on a réuni dans une même description toutes les hypertrophies des seins désignées sous les noms d'hypertrophie générale ou diffuse de la mamelle, adénofibrome diffus de la mamelle, ou fibrome éléphantia-
sique. Or l'affection apparait à deux époques très dis-
tinctes de la vie de la femme : l'une au moment de
la puberté, l'autre pendant la grossesse. L'étude de
l'hypertrophie mammaire pendant la grossesse a été
faite par Manec dans sa thèse en 1881. Cette hypertrophie diffère notablement par son étiologie, par sa
marche, par son pronostic, par son traitement de celle
de la puberté ; aussi, guidé par le travail de
M. H. Caubet, avons-nous fait une étude à part, stric-
tement limitée à l'hypertrophie mammaire de la puberté. Aurons-nous fait une mise au point exacte des
travaux publiés jusqu'à ce jour? Nous l'ignorons, nos
recherches bibliographiques ayant rencontré de grosses difficultés et peut-être notre travail présentera-t-il
de déplorables lacunes en raison de l'incendie qui dé-
truisit la bibliothèque de la Faculté de Médecine de
Toulouse il y a quelques mois.

DÉFINITION

Sous le nom d'hypertrophie mammaire de la puberté, nous désignerons une affection caractérisée tout d'abord par son apparition à l'époque de la puberté ; par un développement exagéré de la mamelle, par un accroissement dans la masse, continu, uniforme ; par l'augmentation des lobules et du tissu péri-glandulaire, sans changement de texture. Il n'existe donc pas de productions pathologiques de nouvelle formation. C'est une mamelle normale quant à sa texture, mais gigantesque de dimensions. *C'est une hypertrophie, ce n'est pas une tumeur.*

Nous avons donc systématiquement écarté les tumeurs décrites sous le nom d'hypertrophie partielle, limitées et ne portant pas sur la totalité d'un sein ou de tous les deux. Nous avons également mis de côté les cas d'hypertrophie générale liés à la grossesse ou à tout autre cause (ce qui est très rare), ou non en rapport manifeste avec la puberté. Enfin, au cours de nos recherches, nous avons trouvé un certain nombre d'observations de seins volumineux catalogués hypertrophiés ; mais certains caractères : ganglions, bosselures, inflammation primitive, fluctuation, pigmentation localisée anormale, etc..., nous les ont fait taxer d'authenticité douteuse ; nous n'en parlerons pas, leur étude clinique se rapportant plutôt à celle des tumeurs ou des inflammations du sein.

Au chapitre de l'étiologie et de la pathogénie, nous justifierons l'existence de ces hypertrophies de la puberté ; nous établirons la relation exacte qui nous paraît exister entre la puberté et le début de l'affection, ainsi que le rôle étiologique possible de l'hérédité.

ÉTIOLOGIE ET PATHOGÉNIE

L'hypertrophie des seins est une affection qui est loin
d'être commune. Billroth s'estimait heureux d'en avoir
observé deux cas. Entendue comme nous l'avons défi-
nie, c'est-à-dire dégagée des différentes affections qui,
comme elle, produisent une augmentation considérable
du volume des glandes mammaires, une quarantaine
d'observations ont pu servir de base aux travaux de
Schüssler, Delbet, Binaud et Braquehaye. Laissant,
avons-nous dit, volontairement de côté celles d'une authenticité douteuse, nous avons recueilli 37 observations qui, toutes, ont trait à la variété d'hypertrophie
dite de la puberté.

L'influence de l'âge pubère est manifeste dans cette
affection qui n'est guère signalée en dehors de la naissance, de la grossesse, de la puberté, c'est-à-dire à ces
trois périodes où les seins sont normalement le siège
d'un travail physiologique. Nous ne nous occuperons
pas de l'hypertrophie liée à la grossesse. Signalons seulement que M. Delbet considère cette hypertrophie
comme moins fréquente que celle de la puberté. Or
dans nos recherches bibliographiques, nous avons

trouvé à peu près autant d'observations d'hypertrophie mammaire liée à la puberté que d'hypertrophies de la grossesse. Quant à l'hypertrophie de la naissance, Puech en rapporte trois cas, l'un publié en 1853, à la Société de Médecine de Rouen, le second de M. Howitt, le dernier de Ramon de la Sagra. Tous les autres cas sont des hypertrophies de la puberté. Labarraque, dans sa thèse mémorable sur l'hypertrophie générale de la mamelle, conclut que « c'est principalement entre 20 et 26 ans qu'on l'observe le plus ordinairement » (1).

Si nous consultons le tableau (p. 29) qu'il interprète ainsi, nous remarquons aussitôt que quatorze fois l'affection a débuté entre 14 et 20 ans et six fois seulement entre 21 et 26 ans. De plus, il ne distingue pas les cas où l'affection a commencé pendant la grossesse de ceux où elle a débuté en dehors d'elle ; sa conclusion n'en est que plus étrange. Chez la fillette opérée par M. Caubet, les seins augmentèrent de volume à l'âge de 11 ans. Il en fut de même dans la première observation rapportée par M. Birkett. Dans sa deuxième observation, l'hypertrophie est signalée à 11 ans et demi. Deux fois nous la rencontrons notée à 12 ans (obs. Astley Cooper et deuxième obs. Caubet), une fois à 13 ans (obs. Alberti), quatre fois à 14 ans (obs. Barton, Hey, Huston, Richet), sept fois à 15 ans (obs. Benoît et Monteils, Bottmann, Grahs, Rousseau, Labarraque, Marjolin, Mancé), trois fois à 16 ans (obs. Malgaigne, Billroth, Gluck),

---

(1) Thèse LABARRAQUE, Paris, 1875, p. 29.

deux fois à 17 ans (obs. Donati Carl, Ory), trois fois à 18 ans (obs. Bouyer, Richter, Cornil), deux fois à 19 ans (obs. Tatchell, Mac Swiney), une fois à 20 ans (obs. Borel), une fois à 21 ans (obs. Velpeau), une fois à 23 ans (obs. Durston).

C'est entre 11 et 17 ans que l'affection débute le plus souvent. Cette date du début n'est d'ailleurs pas toujours spécifiée avec une précision suffisante. Nous avons cinq observations où elle est indéterminée, bien que signalée au moment de la puberté. Quoi qu'il en soit, il est permis de conclure que le début de l'affection varie dans les mêmes limites que l'âge de la puberté, lui-même variable avec les individus. On peut assurément ranger dans le même cadre les cas où l'hypertrophie apparaît plus tard, de 17 à 20 ans, alors que la puberté est déjà établie, mais en dehors de toute grossesse ; ils sont, du reste, beaucoup plus rares. Le rapport entre l'excès de développement des seins et la puberté est manifeste : elle joue bien un rôle prépondérant dans la pathogénie de cette affection.

Les glandes mammaires subissent, à cette époque, une poussée physiologique qui peut, dans certains cas, être démesurément accrue. Cette poussée existe d'ailleurs aussi bien dans le sexe masculin que chez la femme. Il est donc logique d'admettre que l'hypertrophie mammaire puisse se rencontrer à cette même époque de la vie chez le garçon. Des observations de cas de ce genre existent, en effet, en dehors de ces cas mentionnés de pseudo-hermaphrodisme androgynoï-

des. Elles viennent corroborer notre opinion, à savoir
que la puberté est un facteur pathogénique primordial
de l'hypertrophie. Nous verrons, dans un instant, qu'il
est un autre facteur, l'hérédité, qui favorise et dirige
l'action de la puberté.

On prétend que l'hypertrophie mammaire de la puberté chez l'homme, appelée gynécomastie, était commune chez les Grecs. Paul d'Egine la traitait par « l'ins-
trument tranchant ». Nous rapportons une observation
de Puech, qui en a étudié quatre cas. Renaudin, Bedor,
Villeneuve, Nélaton, Horteloup, Lereboullet dans son
mémoire, Olphaa et Lauraat dans leur thèse, s'occupent de cette question. Avec la loi militaire de 1832,
cette affection était un cas d'exemption de service ; on
put alors dresser des statistiques et constater qu'on la
rencontrait une fois sur 15.000 conscrits. Tatchell en
a publié récemment un nouveau cas chez un jeune Chinois (obs. XXXV). Des faits de cet ordre montrent aussi
qu'il ne faut point rechercher la cause première de
l'affection dans l'apparition, la suppression ou l'irrégularité des règles.

Palmuth, de Jordens et de Skuthersky invoquent, en
effet, une menstruation hâtive. Or, dans certains cas,
l'hypertrophie mammaire se produit et évolue sans
que l'enfant soit réglée. La fillette opérée par M. le
professeur H. Cambet n'était pas réglée et est restée non
réglée depuis l'opération. La mère de cette enfant
était également non réglée ; elle a vu apparaître ses

règles pour la première fois le soir même de l'opération.

Les malades de dix des observations que nous rapportons plus loin n'étaient pas réglées. Chez elles l'influence de la menstruation ne peut donc pas être invoquée.

Il est vrai que certains auteurs ont voulu prétendre que c'est précisément l'absence de la menstruation qui était la cause première de la maladie ; « la suppression des règles entraînant des congestions sympathiques du côté des seins » (1). Nous ne saurions admettre comme exclusive et primordiale cette théorie puisqu'il résulte de l'examen des cas que nous avons réunis, que dans un tiers de ces observations les enfants ont été tout d'abord normalement réglées avant le début de leur maladie. Dans cinq cas l'hypertrophie coïncida avec l'apparition des règles.

Fingerhuth signale l'irrégularité des règles. Or nous n'avons relevé qu'une seule observation où cette irrégularité fut permanente et antérieure au développement des seins (obs. Ory). En général, les faits se passent de la façon suivante : apparition normale des règles chez la jeune fille. Au bout d'un temps variable les seins augmentent de volume ; la marche de l'hypertrophie est toujours rapide. Alors seulement les menstrues deviennent irrégulières et finissent par disparaître complètement. Or, les auteurs signalent

(1) Thèse LABARRAQUE, Paris, 1875, p. 27.

chez les sujets atteints de cette affection une altération
rapide et parfois inquiétante de la santé de l'enfant.
Tel est aussi le cas de la fillette de notre observation,
dont l'état général paraissait si atteint, que c'est surtout en raison de ce fait que les parents se sont dé-
cidés à venir consulter M. le professeur H. Gaubet.
Il n'est pas étonnant, nous semble-t-il, que la menstruation soit dans ces conditions profondément trou-
blée. Pareil fait ne s'observe-t-il pas dans un grand
nombre de maladies ?

Chez la malade de Hey (obs. III) le début de l'affection est consécutif à une brusque suppression des
règles à la suite d'un bain froid. De même dans l'observation de M. Bouyer (obs. VII) Hunter Lane indique
au contraire l'influence des règles trop violentes.

Le rapport entre l'hypertrophie des seins et la menstruation n'a donc pas de précision suffisante pour
acquérir la valeur de cause primordiale.

On s'est demandé si cette hypertrophie mammaire
ne pouvait pas être compensatrice d'un développement
imparfait ou d'une altération des autres glandes
sexuelles. C'est ainsi que, dans l'observation de Huston,
on trouva, à l'autopsie, les ovaires « plus gros qu'à l'état
normal et paraissant malades ». Dans le cas de Grahs,
il existait, conjointement avec une hypertrophie des
seins plus accusée à droite, un kyste de l'ovaire droit
dont la rupture détermina la mort. Fraenkel signale
encore une malade chez laquelle on a pu constater cli-
niquement une certaine atrophie de l'utérus et des ovai-

res en rapport avec une aménorrhée persistante. Mais
ces lésions sont trop banales, trop fréquentes pour y
découvrir le point de départ d'une affection aussi exceptionnelle.

Faut-il admettre comme cause efficiente de l'hypertrophie une exagération ou une anomalie des sécrétions
internes de l'ovaire ? Peut-être, dans certains cas ; mais
alors pourquoi les échecs constants du traitement opothérapique de l'affection ? De plus, une pareille étiologie ne saurait expliquer les faits où la menstruation s'est
établie ou s'est poursuivie tout à fait régulièrement.

Il existe, de même, des rapports connus entre le corps
thyroïde et les organes génitaux, mais nous n'avons,
de ce côté, rien constaté d'anormal chez notre malade.
Dans les diverses observations que nous reproduisons,
nous ne relevons aucune particularité dans ce sens.

On a encore invoqué une perturbation nerveuse tro-
phique, la tendance prononcée à l'activité sexuelle, un
tempérament lymphatico-sanguin, la chlorose, la scro-
fule, les refroidissements, les traumatismes, l'irritation
volontaire onanique des seins, les excès vénériens et ali-
mentaires, etc...

Asley Cooper voit une cause prédisposante dans le
célibat et, après lui, Velpeau conseillait le mariage et
la grossesse. L'hypertrophie passagère générale des deux
seins est signalée par M. Ferrus, d'Alger, comme coexis-
tant avec des accès de fièvre intermittente. Peut-on vraiment y voir une relation de cause à effet ?

On le voit, les « causes » de l'hypertrophie mammaire mentionnées jusqu'ici sont aussi variées que banales, et, s'il n'est pas possible, *a priori*, de leur dénier toute influence, il nous paraît rationnel de ne les envisager tout au plus que comme causes occasionnelles. Mais, pour produire des effets aussi exceptionnels, il faut qu'elles frappent un organisme prédisposé. M. Firket émet alors l'hypothèse d'une anomalie dans la constitution intime de l'œuf fécondé. Il souligne aussi la trace d'une influence héréditaire. Après lui et avec M. le professeur Caubet, nous nous rangeons à cette opinion et cela d'autant plus volontiers que le rôle étiologique de l'hérédité est absolument net dans le cas de notre double observation. La mère a présenté au même âge, la même affection dont elle a été également opérée. L'hérédité directe est donc en jeu.

Elle apparaît encore avec netteté dans l'observation publiée par Englander. Malheureusement nous n'avons pu que recueillir quelques notes dans le *Bulletin de l'Académie royale de Médecine de Belgique*, en 1902. Une fillette dont la mère avait présenté une hypertrophie mammaire unilatérale, présenta, dès l'enfance, un état semblable et son hypertrophie, toujours unilatérale, eut une poussée nouvelle au cours de sa première grossesse.

Voilà donc deux cas où l'hérédité directe s'est manifestée d'une manière non douteuse. Il en est d'autres où nous trouvons les traces d'une influence héréditaire, bien qu'elle ne se soit manifestée que chez les collatéraux. Témoin le cas de Rousseau, cité par Labarraque

(obs. XVII, dans lequel on relève que la femme C. B...,
atteinte, à 15 ans, d'une hypertrophie des seins, avait
ses sœurs et ses cousines germaines dont les seins étaient
développés à l'excès. Dans l'observation de M. Birkett,
la sœur de la malade atteinte d'hypertrophie mammaire
a présenté aussi, à l'âge de 11 ans, un développement
anormal de l'un des seins (obs. XXVII). Cette particularité avait même frappé la mère des deux jeunes filles
qui la signala spontanément à son médecin.

Peut-être, dans d'autres cas, pourrait-on rencontrer
une hérédité plus éloignée. Il est regrettable que les
investigations n'aient pas été poussées dans cette voie
pour les quelques observations déjà rares d'hypertrophie mammaire de la puberté. Qu'il nous soit permis
d'attirer l'attention de ceux qui auraient la bonne fortune d'en observer quelques cas, sur l'intérêt qu'il y aurait à fouiller avec soin les antécédents de leurs malades dans ce sens. Du reste, nous avons, au cours de ce
chapitre, fait saisir les liens qui unissent l'hypertrophie
mammaire développée entre 11 et 20 ans, en dehors de
toute grossesse, et la puberté. Or nous savons que la
« précocité ou le retard sexuel et la puissance génitale
se transmettent par hérédité dans les familles » (Apert).
Comment donc ne pas admettre, qu'à un degré plus
élevé, les anomalies de cette activité sexuelle ne soient
elles-mêmes transmises ?

L'étude de l'hérédité non seulement complètera l'his-
toire de l'étiologie, mais éclairera la pathogénie de cette
bizarre affection d'un jour nouveau. Elle viendra à l'ap-

pui de notre thèse, s'ajoutant aux cas non discutables que nous avons étudiés, pour considérer l'hypertrophie mammaire de la puberté comme une tare familiale transmise. Elle aura alors, à ce titre, pris sa place auprès des affections d'origine congénitale.

ANATOMIE PATHOLOGIQUE

Normalement le volume des seins est très variable.
Telle femme petite et malingre présente des seins volumineux, alors qu'une femme bien développée n'aura
que des mamelles rudimentaires. Les femmes des populations polaires ont, d'après le docteur Naumann,
les seins peu développés. Au contraire, les femmes
des peuplades africaines ont de longues et fortes mamelles. Variable avec les individus, variable avec les
races, à quelles limites le volume des seins devient-il
hypertrophie ?

Pour répondre à cette question, nous dirons que
c'est surtout la marche de l'affection, marche si particulière, évolution si rapide qui caractérisera l'hypertrophie.

Les dimensions de ces tumeurs sont donc très variables et peuvent, dans certains cas, atteindre des
proportions considérables. Les auteurs font porter surtout leurs mensurations sur la circonférence prise à
la partie moyenne et sur la longueur de la base au
sommet. Les valeurs du poids sont en rapport avec ces
chiffres. Le tableau suivant permet de se rendre

CIRCONFÉRENCE		LONGUEUR		POIDS		AUTEURS
Sein Droit	Sein Gauche	Sein Droit	Sein Gauche	Sein Droit	Sein Gauche	
0 m. 77	0 m. 93	0 m. 43	0 m. 48	18 kilos	30 k. 200	Durston (obs. I).
»	»	»	»	»	5 k. 102	W. Hey (obs. III).
0 m. 92	1 m. 17	»	»	5 k. 440	9 k. 069	Huston (obs. IV).
	64 cm. 625	»	»	»	»	Astley Cooper (obs. V).
0 m. 43	0 m. 44	0 m. 24	0 m. 33	»	»	Malgaigne (obs. VI).
0 m. 80	0 m. 80	0 m. 45	0 m. 45	14 k. 34	15 k. 500	Bouyer (obs. VII).
0 m. 72	0 m. 75	»	»	6 k. 500	7 kilos	Manec (obs. X).
1 m. 20	»	»	»	5 k. 800	»	Grahs (obs. XI).
	»	»	»	5 k. 750	5 k. 100	Gluck (obs. XII).
0 m. 53	0 m. 35	0 m. 26	»	1 k. 510	»	Marjolin (obs. XIII).
0 m. 56	0 m. 54	0 m. 33	0 m. 31	2 k. 550	5 kilos	Macswiney (obs. XIV).
0 m. 61	0 m. 61	0 m. 41	0 m. 37	»	»	Ory (obs. XV).
0 m. 59	0 m. 52	0 m. 30	0 m. 27	1 k. 985	»	Labarraque (obs. XVII).
0 m. 23	0 m. 19 5	0 m. 09 3 4	0 m. 10 3 4	»	»	Billroth (obs. XX).
»	»	»	»	7 kilos	5 k. 500	Rottmann (obs. XXIII).
0 m. 46	0 m. 46	»	»	»	»	Donati Carl (obs. XXIV).
0 m. 24		»	»	2 k. 050	2 k. 250	Firkett (obs. XXVI).
		»	»	13 kilos	14 kilos	H. Albert (obs. XXVIII).
0 m. 46	0 m. 46	0 m. 34	0 m. 34	2 k. 700	2 k. 800	H. Caubet (obs. XXXII).
0 m. 94	1 m. 59	»	»	»	»	Benoit et Monteils (obs. XIX).

compte des proportions que purent atteindre certaines
de ces tumeurs. Dans les observations que nous rapportons, ces notions de mensuration et de pesée ne
sont pas toujours consignées : il aurait été cependant
intéressant de les indiquer.

Puech a également dressé un tableau, d'où il res-
sort que le poids moyen des mamelles hypertrophi-
ques oscille entre 1 et 15 kilogrammes. Si nous excep-
tons le cas de Durston (obs. I), nous avons à peu près
les mêmes conclusions.

L'hypertrophie porte en général sur les deux glandes à la fois. Très exceptionnellement sur une seule.
Nous n'avons, en effet, recueilli que trois observations
d'hypertrophie mammaire de la puberté qui soient
unilatérales. Dans deux de ces observations l'unique
sein hypertrophié n'est pas précisé (voir obs. XXX
et XXVII). On ne dit pas sur lequel des deux, droit
ou gauche, a porté l'hypertrophie. La troisième a trait
à une hypertrophie unilatérale gauche (obs. XXI).
Dans tous les autres cas l'accroissement est bilatéral.
Il y a cependant parfois un excès de volume plus
marqué sur l'un des deux seins sans qu'il soit possible
de dire quel est celui qui l'emporte le plus souvent.

La forme des seins diffère suivant la période de l'affection, car elle est uniquement la conséquence du
poids de la glande. C'est pourquoi au début le sein
est arrondi et saillant ; plus tard, il s'affaisse et se pédiculise, il devient piriforme ; alors il dépasse l'om-

bilic, l'épine iliaque, peut atteindre le pubis et même les cuisses.

La peau ne présente pas d'altérations : elle est simplement tiraillée, distendue ; ses pores sont comme élargis. Au début elle serait parfois un peu épaissie, mais en général elle est mince, mobile et souple ; elle glisse immédiatement sur la glande, car le panicule adipeux sous cutané a disparu. Dans la grosse majorité des cas le mamelon est étalé ; il est alors réduit à une tache pigmentée. Il existe quelques veines sous-cutanées plus ou moins volumineuses. On ne rencontre pas dans l'hypertrophie générale de la mamelle de ganglions axillaires.

Parfois, à la suite de traumatismes ou d'irritations par des substances topiques, des altérations sont survenues à la glande et modifient son aspect extérieur ; nous n'en parlerons pas ici, nous réservant de les passer en revue au chapitre des complications.

Au point de vue histologique, Velpeau pensait qu'il existait trois sortes d'hypertrophie suivant la prédominance de tel ou tel élément : cellule adipeuse, cellule glandulaire, trame fibro cellulaire. Or, ces variétés ne représentent que les phases diverses évolutives d'une seule et même affection.

Chez la jeune fille, normalement, le tissu fibreux prédomine ; pendant la gestation, c'est l'élément glandulaire ; rien d'étonnant alors si dans l'hypertrophie de la puberté il y ait surtout une hypertrophie à type fibreux, bien que l'accroissement porte sur tous les

éléments constitutifs du sein. Au contraire, pendant
l'hypertrophie de la grossesse l'élément glandulaire
reprend le dessus. Parfois il y a formation de petits
kystes, tel est le cas de notre observation (H. Caubet,
obs. XXXII). Mais, dans son ensemble, la structure de
la mamelle est peu modifiée. De plus, cette affection
ne présente pas les caractères des néoplasmes, la glande
est toujours frappée dans son ensemble ; c'est pourquoi M. P. Delbet se refuse de classer l'hypertrophie
de la mamelle parmi les *tumeurs* du sein : il la range
dans les *anomalies* de cette glande. Et, en effet, cette
affection n'est ni un fibrome, ni un adénome. Repor-
tons-nous aux quelques rares observations où il fut pro-
cédé à un examen histologique qui ait été consigné. Huston (obs. IV) s'aperçut à la coupe qu'au « lieu de tissus
morbides ou de liquides collectés il n'y avait qu'une
simple hypertrophie glandulaire sans altération de
structure. Il y avait une grande augmentation dans les
éléments adipeux et cellulaires et dans le tissu glandulaire ». Marjolin relate d'un mot qu'il s'agit d'une véritable hypertrophie du tissu de la glande mammaire.
Manec signale encore l'hypertrophie portant sur tous
les éléments du sein avec des canaux galactophores
très agrandis, remplis par place d'un liquide séro-
muqueux. Il n'y a donc pas anomalie de texture dans
tous ces cas, mais hypertrophie générale portant sur
l'ensemble de la glande mammaire.

Et maintenant nous ne saurions mieux faire, pour
achever et mettre au point cette étude anatomo patho

logiques, que de reproduire *in extenso* les résultats
consignés par M. le professeur Ch. Audry après examen des pièces provenant de la fillette de notre observation XXXII.

Examen macroscopique. — Le sein gauche pèse
1.800 grammes ; le sein droit pèse 1.700 grammes.

Examen du sein gauche. — Le revêtement épider-
mique est mince, mobile et souple ; il glisse immédiatement sur une énorme masse, à consistance élastique, enfermée dans une sorte de gaîne lamelleuse.
Au toucher, on perçoit çà et là une division lobulaire ;
en réalité, cette sensation est due à l'existence de
masses inégalement consistantes réparties principalement dans les couches périphériques. Nulle trace
d'inflammation. Le mamelon n'est indiqué que par
une tache pigmentée, un peu plissée, d'où rayonnent
quelques veines et qui n'adhère pas à la masse même
de la tumeur.

À la coupe, toute cette masse est faite d'un tissu
blanchâtre, semé de stries blanches et infiltré d'une
abondante sérosité limpide et fluide. Un peu partout,
mais surtout dans les zones extérieures, on voit des
portions arrondies, de consistance plus ferme, de
couleur plus rosée, un peu plus vasculaires. Ces surfaces, dont le diamètre varie de 1 à 2 centimètres,
n'offrent aucune tendance à l'isolement ou à l'enkys-
tement. Çà et là, tout à fait à la périphérie, on voit
aussi de petites bulles à paroi mince et transparente

« de forme irrégulière, à contenu jaunâtre et fluide,
« et dont les plus volumineux ne dépassent point un
« noyau de cerise.

« *L'examen histologique* a porté sur de multiples
« fragments, pris en des zones diverses de la masse
« extirpée : centre œdémateux, surfaces rosées d'appa-
« rence glandulaire, kystes, etc. M. le Dr Pellier a fait
« les préparations. Les morceaux ont été fixés par l'al-
« cool au sublimé, inclus dans la paraffine, colorés par
« l'hématéine, le Van Gieson, la fuschine resorcinée de
« Weigert (tissu élastique), le bleu polychrome, le la-
« nin orange, etc., etc...

« D'une manière générale, l'ensemble des coupes
« montre du tissu conjonctif parsemé de tubes glandu-
« laires. Dans les zones centrales, le tissu conjonctif
« est franchement lâche, saturé d'œdème, d'un œdème
« à peu près purement séreux, sans diapédèse : il n'y
« a pas de tissu élastique reconnaissable ; le tissu con-
« jonctif se présente sous forme de fibres fines, bien
« colorées par la fuschine, tout à fait irrégulières ; les
« noyaux sont rares ; les cellules conjonctives faible-
« ment caractéristiques. On n'y découvre aucune trace
« d'inflammation diffuse ni circonscrite ; quant aux
« tubes glandulaires, ils sont beaucoup plus clairsemés
« que dans les lobules périphériques ; à cela près, leur
« structure paraît la même que si on les observe dans
« ces derniers.

« Si l'on a affaire à des coupes provenant des zone

« jaunâtres ou rosées que l'on a mentionnées dans les
« couches périphériques de la masse, on y trouve un
« tissu conjonctif sensiblement différent : le tissu élas-
« tique y manque ; mais l'état œdémateux est beaucoup
« moins accusé, les faisceaux connectifs sont ondulés
« et commencent à s'ordonner parallèlement ; ils por-
« tent des éléments cellulaires allongés presque fusi-
« formes. Çà et là des taches d'infiltration cellulaire
« diffuse, principalement péri-vasculaires et péri-glan-
« dulaires sont formées d'éléments d'origine leucocy-
« taire assez difficile à définir exactement, probable-
« ment lymphocytaire. On aperçoit d'assez nombreux
« vaisseaux sanguins sous forme de capillaires ou de
« larges lacunes pourvues d'une paroi mince, mais re-
« connaissable.

« Les tubes glandulaires eux-mêmes présentent, sur
« une coupe perpendiculaire, une large cavité habituel-
« lement vide, parfois incomplètement remplie d'un
« exsudat finement granuleux. La paroi épithéliale qui
« les constitue affecte naturellement une disposition
« qui paraît tout à fait variable, suivant l'incidence
« de la coupe. Si celle-ci est perpendiculaire, l'épithé-
« lium est passablement régulier, circonscrit et précis
« du côté du tissu conjonctif, aussi bien que du côté
« de la lumière du tube. Cet épithélium comprend
« alors deux ou trois plans de cellules ; ces cellules
« sont extrêmement irrégulières, petites, à protoplasma
« granuleux, assez clair, à noyau riche en chromatine ;
« les karyokynèses y sont extrêmement rares. Sur quel-

« ques tubes, on relève nettement une disposition cy-
« lindrique de la couche qui repose sur le tissu con-
« jonctif. Du côté de la lumière, nous n'avons vu ni
« plateau, ni cils ; il arrive que la couche qui répond
« à ce côté est formée de cellules cubiques ou aplaties.

« En plusieurs points, on distingue nettement des
« cellules petites et plates, d'apparence pseudo-endo-
« théliales, logées entre les pieds des cellules basales
« cylindriques ou cylindroïdes ; ces dernières reposent
« à même le tissu conjonctif sans qu'on puisse l'en dis-
« tinguer par une basale quelconque.

« Quant aux kystes, ils sont formés par une grande
« cavité monocystique, limitée par un épithélium con-
« tinu réduit à une bande de cellules cubiques basses,
« à noyau très coloré, opaque, dans une petite masse
« protoplasmique. Par points, cette rangée de cellules
« uniques et semblables présente de petits relèvements
« coniques saillant dans la lumière de la cavité et for-
« més par une sorte de petit bourgeonnement des cel-
« lules épithéliales de revêtement.

« En résumé : hypertrophie pure avec œdème passif,
« hypertrophie portant non seulement sur le tissu con-
« jonctif, mais encore sur la glande et se traduisant
« par une néo-formation exagérée de tubes glandu-
« laires à type normal. Il n'y a pas de vrai fibrome :
« pas de véritable adénome ; le terme d'*hypergénèse*
« caractériserait bien ces lésions. »

Cette description est conforme à celle que Cornil
donne des hypertrophies du sein et qu'il résume en di-

sant qu'il y a un épaississement du tissu conjonctif intra acineux, une hypertrophie des éléments glandulaires, l'accroissement de volume des culs-de-sac présentant des cellules épithéliales plus hautes, de forme cylindrique et plus nombreuses. En somme, « cette hypertrophie porte sur tous les éléments de la glande ». C'est ce qui a fait dire à M. le professeur Caubet, voulant désigner cette affection par un mot imagé, capable de fixer l'attention : *le gigantisme du sein*.

SYMPTOMES

Le plus ordinairement, l'hypertrophie générale des glandes mammaires débute d'une manière insidieuse. Il est rare qu'elle se montre brusquement. Nous rapportons plus loin le cas observé par Durston (obs. I), concernant cette jeune fille, dont les seins grossirent en une nuit. P. Delbet rapporte aussi le fait d'une malade soignée par Quénu à l'hôpital Cochin. A 13 ans, au moment de la seconde période menstruelle, sans que son sommeil ait été troublé, elle s'est réveillée en sentant un poids énorme qui la gênait pour respirer. Ses seins avaient pris un volume effrayant.

Dans la presque totalité des cas c'est peu à peu que les seins grossissent, le début passe inaperçu. La maladie ne fait naître aucune inquiétude. La jeune fille s'aperçoit seulement qu'elle « prend de la gorge » suivant l'expression de Velpeau.

Cependant, au bout d'un certain temps, variable du reste, parfois très court, d'autres fois un peu plus long, bien qu'il excède rarement la durée de quelques mois, les mamelles prennent de l'accroissement au point qu'on ne puisse plus le nier et que la malade ne saurait le dissimuler davantage.

Dans une première période les seins conservent leur forme normale ; ils sont fortement bombés, saillants et globuleux, fermes et élastiques. La peau qui les recouvre a sa couleur normale ; elle est blanche ou légèrement rosée.

Alors toute la tumeur est comme appliquée contre le thorax, le sein n'a aucune tendance à s'abaisser. « On croirait, de prime abord », dit Velpeau, « avoir sous les yeux un de ces magnifiques hémisphères si souvent rêvés, si souvent figurés par les artistes ou par les poètes de l'antiquité ».

Si on palpe un sein ainsi hypertrophié on a une sensation de fermeté, de dureté inaccoutumées. Il semble qu'on mobilise un corps comprimé enveloppé d'un tégument élastique. La peau se laisse plisser aisément ; il n'y a nulle part d'adhérence à la masse sous-jacente. La consistance de la tumeur est égale dans tous les points rappelant la glande mammaire normale de la femme adulte. À ce moment la couche sous-cutanée est épaisse et gêne un peu l'exploration pour reconnaître l'augmentation de volume des lobules glandulaires plus espacés qu'à l'état normal, séparés les uns des autres par des sillons réguliers. En somme, on a l'impression de palper un sein démesurément grossi dans toutes ses parties mais d'une façon uniforme.

Au point de vue fonctionnel il n'y a encore qu'une gêne respiratoire légère. On a noté une raucité toute spéciale de la voix. Dans l'immense majorité des cas

il y a absence complète de douleurs ; les malades ne
se plaignent que de malaises, de picotements, de pin-
cements dans la glande, de gêne dans le bras, de
fatigue. Nous avons cependant relevé deux fois dans
nos observations, de vives douleurs. C'est d'abord dans
le fait rapporté par Malgaigne (obs. VI), où la malade
éprouvait par intermittence des douleurs lancinantes
comparables à des piqûres d'épingles. Puis le cas de
Bouyer (obs. VII), où les seins grossirent et devinrent
en même temps le siège de vives souffrances.

La palpation du creux axillaire ne décèle jamais de
ganglions engorgés. Il ne se produit enfin aucun
écoulement par le mamelon.

Quant aux symptômes généraux ils ne tardent pas
à apparaître. La santé des petites malades s'altère rapidement ; elles maigrissent, pâlissent, s'anémient, leur
appétit diminue, les digestions sont laborieuses, la
malade commence à s'inquiéter, elle dort mal. En
même temps surviennent des troubles de la menstruation ; les règles deviennent irrégulières, puis ces-
sent complètement. Ces troubles sont pour ainsi dire
constants. On a voulu en faire une des causes de la
maladie ; nous les avons considérés plutôt comme
une conséquence directe de l'altération de la santé.
Pour apporter une preuve de plus à notre assertion
nous ferons remarquer qu'après l'ablation des tumeurs
la santé se rétablit, les menstrues redeviennent régulières.

Si l'affection est abandonnée à elle-même, l'aspect

change bientôt. « Les seins rêvés » n'ont qu'une existence éphémère ; « les magnifiques hémisphères » se
déforment, s'affaissent, deviennent pendants. Ils se
pédiculisent et ce caractère était, pour Velpeau, le meilleur signe de l'hypertrophie glandulaire. L'aréole
s'étale, le mamelon semble diminuer. On a signalé son
invagination. Dans un autre cas, rapporté par Labarraque, l'aréole proéminait au dessous des deux seins.
Mais en général il tend plutôt à s'effacer.

La peau se distend, ses pores s'élargissent, des veines bleuâtres énormes circulent au dessous.

Ces seins, fermes et résistants au début, sont deve-
nus mous ; on doit alors rechercher la mamelle dans la
partie la plus déclive de la tumeur ; le pédicule ren-
ferme rarement du tissu glandulaire. A cette période
la consistance varie de place en place ; à côté des
points ramollis on sent des noyaux fibreux, durs, ou
de véritables kystes. Les douleurs sont moins rares
qu'au début ; elles sont ou bien lancinantes, analogues
à un pincement ou une brûlure, ou bien dues au
tiraillement du plexus brachial, d'où souffrance vive
dans les bras, sensation de fatigue. Il existe des cas où
la sensibilité est émoussée (obs. Labarraque XVII).
Les auteurs signalent une fausse fluctuation, une se-
cousse fait trembloter le sein comme une masse de gelée ; on a noté aussi un œdème des parties déclives des
seins.

L'aspect de ces deux énormes besaces difformes, pendantes est horrible. Elles descendent jusque sur les

cuisses et même jusqu'aux genoux quand la malade est debout. En regardant la malade par derrière on aperçoit ces deux énormes seins débordant latéralement et parfois creusés d'une rainure dans laquelle vient se loger le bras. Le cas que nous rapportons correspond à une forme moyenne de l'affection : les seins descendaient un peu au-dessous de l'ombilic.

Leur poids est dans certains cas fantastique, il peut équivaloir le poids du reste du corps. (Voir tableau précédent, obs. de Durston, de Bouyer, de Albert.) Dans ces trois cas, le poids total des deux seins était respectivement de quarante-huit kilogrammes deux cents grammes, trente kilogrammes et vingt sept !

Nulle peine à comprendre qu'avec de pareilles masses les troubles fonctionnels soient très prononcés. Ceux déjà signalés à la première période ne font que s'accroître. Couchée, la femme est étouffée sous le poids de ses mamelles. Elle ne saurait songer à faire le moindre mouvement sans l'aide d'une ou de plusieurs personnes. La marche devient impossible. La malade est toujours penchée en avant ; elle finit par imprimer à sa colonne vertébrale une courbure anormale et nous verrons dans un instant que la cyphose est une des complications de cette terrible affection. La vie n'est plus qu'une torture incessante chez ces malheureuses dont l'état général est de plus en plus précaire : amaigrissement, perte des forces, diarrhée, fièvre hectique, somnolence, etc.

MARCHE - DURÉE - TERMINAISON
COMPLICATIONS

La marche de l'hypertrophie mammaire de la puberté a toujours été rapide. Nous avons signalé les deux cas, exceptionnels il est vrai, où l'affection évolua en une nuit. Parfois en deux, trois ou quatre mois, les seins acquièrent des dimensions souvent considérables. C'est ainsi que, dans l'observation XX due à Billroth, la jeune Maria S... vit ses seins atteindre les dimensions que nous avons consignées dans notre tableau page 24 en l'espace de deux mois et demi. Chez la malade de Bouyer obs. VII, les tumeurs atteignirent en trois mois le niveau des genoux. L'hypertrophie des seins évolua en quatre mois chez la jeune fille observée par Boffmann obs. XXIII. Souvent aussi, il est vrai, l'affection marche plus lentement et il faut une ou deux années pour que soit atteint l'état d'infirmité. Chez la malade de M. Gaubet, le début remontait à quinze mois.

La marche se caractérise encore par son envahissement constant, progressif. Rarement elle s'arrête et reste stationnaire. Nous ne trouvons cet accroissement

ralenti un instant pour reprendre bien vite, assurément) que dans l'observation de Billroth.

L'hypertrophie de la puberté n'a aucune tendance à
la régression spontanée ni à la guérison. Elle se distingue et se caractérise ainsi bien nettement de l'hypertrophie gravidique qui rétrocède normalement après
l'avortement ou l'accouchement.

La grossesse a, sur l'hypertrophie mammaire développée antérieurement, une influence variable qu'il
est cependant important et intéressant de signaler. Pour
Velpeau, elle amènerait une régression de l'accroissement primitif, aussi conseillait-il le mariage comme
moyen de traitement. L'observation de Benoît et Monteils (obs. XIX), confirme cette opinion. P. Delbet a observé un cas analogue ; mais il déclare que, dans la
majeure partie des faits, l'influence de la grossesse sur
l'hypertrophie est néfaste. L'observation de Rousseau
(obs. IX) note également une recrudescence de l'augmentation des seins au moment de la grossesse. Enfin
il est un fait rapporté par Donati Carl dans lequel la
grossesse n'eut aucune action sur l'hypertrophie.

L'amputation d'un des deux seins peut entraîner la
diminution de volume du sein laissé en place : Hey
signale cette heureuse influence (obs. III). Nous la re-
trouvons dans l'observation de Marjolin, le sein gauche
diminua après amputation du sein droit (obs. XIII).
Mais, à côté de résultats aussi merveilleux, on trouve
des relations de faits où, après amputation de l'une des
deux mamelles, l'autre subit un accroissement plus ra-

pide, un coup de fouet terrible. Il fallut, dans ces cas, se hâter de rendre l'ablation bilatérale. Mac Swiney nous en décrit un exemple bien frappant. Après amputation du sein droit, il y eut bien une légère diminution du sein gauche, mais elle fut de courte durée ; la glande avait semblé se recueillir pour mieux croître ensuite et avec une rapidité plus grande obs. XIV. Manec obs. X ayant, chez sa malade, pratiqué l'ablation du sein gauche trente jours avant l'amputation de l'autre sein, écrit : « Il importe de noter que, dans le court intervalle d'un mois écoulé entre ces deux opérations, la mamelle restante avait subi un surcroît d'accroissement tel qu'elle avait dépassé le poids et le volume du sein gauche ». Il ne faut donc pas trop compter sur une évolution favorable, car basée sur les faits que nous avons relatés, une règle immuable ne peut s'en dégager.

La terminaison de l'hypertrophie générale ne peut être la régression spontanée, c'est-à-dire le retour à l'état normal de la glande, la guérison absolue. La marche, la durée, l'évolution de la maladie, les symptômes généraux qui l'accompagnent montrent suffisamment qu'il n'en est pas ainsi. La terminaison par l'état stationnaire n'est signalée qu'une seule fois dans l'observation de Ory obs. XV, encore ne l'est elle que sous les plus expresses réserves. « On a cru remarquer une légère amélioration par la compression élastique, mais la malade quitte l'hôpital trop tôt pour pouvoir être assurée d'un résultat efficace ». Nous avons cité plus haut l'influence exceptionnelle de la grossesse sur deux cas d'hypertrophie mammaire de la puberté.

En général abandonnée à elle-même, cette affection entraine le plus souvent la mort. La malade s'affaiblit, s'amaigrit, finit par s'éteindre dans une sorte de cachexie sans que jamais, dit M. Delbet, « les **ganglions** soient envahis. On ne peut attribuer cette sorte de cachexie qu'à la loi de balancement organique ».

La mort peut être aussi le fait d'une affection intercurrente, les agents pathogènes trouvant dans ces organismes affaiblis un terrain propre à leur pullulation ou une résistance nulle à leurs attaques.

Enfin l'issue fatale peut être hâtée par l'apparition de complications diverses. En premier lieu, signalons les abcès de la mamelle qui s'ouvrent à l'extérieur et sont l'origine de fistules interminables. Continuellement ils récidivent (obs. Grahs, XI). On rencontre encore la formation de kystes séreux dans l'épaisseur du sein affecté d'hypertrophie générale. C'est là une anomalie qui n'entraine pas par elle-même la mort. Labarraque, qui cite une observation de Fingerhuth à issue funeste, ne pense pas cependant que la complication kystique ait été pour quelque chose dans la mort. Autrement grave est l'apparition de la gangrène. Huston l'a notée chez sa malade (obs. IV), à la suite d'un traumatisme. Il suffit, en effet, de la moindre cause d'irritation pour amener le sphacèle de tissus dont la distension extrême amoindrit considérablement la vitalité.

La cyphose est enfin une véritable complication de

l'hypertrophie mammaire. Elle est déterminée par le poids énorme de ces masses glandulaires que les appareils de contention les mieux adaptés ne peuvent soutenir. L'ablation de la tumeur ne suffit pas toujours à redonner à la colonne vertébrale sa direction normale. C'est ainsi que, dans l'observation de Hey (obs. III), quinze ans après l'intervention, la jeune malade, alors âgée de 29 ans, dont l'état général s'était fortement amélioré, était toujours affectée d'une cyphose assez prononcée, cyphose qui avait été déterminée par son hypertrophie mammaire. La malheureuse femme de Grahs (obs. XI), qui garda dix huit ans ses énormes mamelles et qui mourut de péritonite, était cyphotique.

DIAGNOSTIC - PRONOSTIC

L'hypertrophie est, en général, assez facile à distinguer de toutes les autres affections de la mamelle. Il en est une cependant qui pourrait, à un examen superficiel, en imposer pour la maladie dont nous nous occupons : c'est l'adénosarcome. L'âge n'est plus ici un caractère différentiel. Les statistiques de Billroth, de Schuoler montrent bien que son maximum de fréquence est entre trente et cinquante ans, mais Gross signale un cas observé chez une enfant de neuf ans. L'engorgement ganglionnaire ne peut plus être invoqué pour établir le diagnostic : il n'apparaît que rarement dans le sarcome dont la généralisation se fait surtout par voie sanguine. Un autre caractère pourrait égarer également : pendant la plus grande partie de son évolution, quelquefois jusque dans ses périodes ultimes, l'adénosarcome est parfaitement mobile et sous la peau et sur les parties profondes. Il détermine, comme l'hypertrophie, un étalement du mamelon, l'apparition de veines sous-cutanées volumineuses. Dans l'un et l'autre cas la malade éprouve des névralgies, de la tension exagérée des seins au moment des règles, une sensation vague de plénitude dans la mamelle.

Cependant, au début, on établira le diagnostic diffé
rentiel sur ce fait que dans l'adénosarcome on a une
petite tumeur, circonscrite, indépendante de la glande.
Plus tard, cet adénosarcome sera, le plus souvent, une
tumeur irrégulière à grosses bosselures, présentant de
gros mamelons arrondis « rappelant la forme de cer
taines pommes de terre, mais avec des dimensions co
lossales » (1). Enfin, caractère essentiel, il y a un
écoulement de sérosité par le mamelon.

En pratique, s'il est certain que le pronostic n'est
plus le même dans le cas d'hypertrophie ou dans celui
d'adénosarcome, le diagnostic avant l'intervention n'a
qu'une importance relative, puisque le traitement à
mettre en œuvre est le même dans les deux cas.

Quant à l'adénome du sein c'est une tumeur limitée.
Il forme des masses roulant sous le doigt, lisses, polies
et non chargées de ces petites irrégularités constituées
par l'augmentation de volume des acini glandulaires.
Une lame fibreuse propre isole, d'après M. Legroux,
l'adénome des tissus voisins.

Point n'est besoin de faire observer qu'on ne con-
fondra pas avec une tumeur carcinomateuse du sein,
l'hypertrophie générale de la mamelle. La puberté
n'est pas l'âge du cancer. L'engorgement ganglionnaire, l'adhérence à la peau, la confusion de tous les
tissus, l'aspect gaufré des téguments, l'inextensibilité,

(1) M. P. Delbet, *Traité de Chirurgie*, t. V, p. 902.

la dureté, etc. sont des caractères suffisamment nets pour éviter toute erreur.

La pseudo fluctuation signalée dans l'hypertrophie ne se présente pas dans les tumeurs malignes. On ne la rencontre que dans les kystes, les abcès, les galactocèles ; mais ces tumeurs n'occupent qu'un point de la région mammaire : « elles constituent un corps particulier ne ressemblant en rien à ces masses fluctuantes énormes qui tremblotent comme de la gelée » [1].

Enfin, le liquide contenu parfois dans les poches, ou dans la tumeur elle même, contient, suivant Lebert, des cristaux de cholestérine dans les cas d'hypertrophie.

En résumé, le diagnostic ne présente donc, en général, aucune difficulté. Si on avait, au début, quelques hésitations, guidé par l'âge et l'évolution, on ne tarderait pas à les dissiper.

Quant au *pronostic* de l'hypertrophie mammaire de la puberté, il est toujours grave : la vie des malades qui en sont atteintes est mise en danger, nous l'avons vu, par cette affection. Il est vrai que la chirurgie donne fort heureusement les moyens d'agir sur elle d'une façon très efficace.

Il peut être intéressant d'envisager aussi le pronostic de l'affection sur la grossesse et sur la lactation, bien que les femmes atteintes d'hypertrophie mammaire de

---

[1] LABARRAQUE. *loc. cit.*, thèse, Paris, 1875, p. 84.

la puberté puissent, au dire de M. P. Delbet, devenir rarement enceintes.

Cependant nous avons les observations de M. Delbet lui-même, de Velpeau, de Rousseau, de Donati Carl, de Benoît et Monteils qui en font foi. En général, ces grossesses n'arrivent pas à leur terme, il y a le plus souvent avortement.

Quant à la lactation, elle est possible et peut même être abondante. M. Delbet a observé une malade atteinte d'hypertrophie, à l'âge de 13 ans, qui devint enceinte à 18 ans et eut une quantité de lait considérable.

Quoi qu'il en soit, nous avons vu qu'il est sage de déconseiller toute grossesse aux femmes atteintes d'hypertrophie mammaire non traitées, en raison de l'influence néfaste de la grossesse sur l'hypertrophie.

TRAITEMENT

Les auteurs anciens nous ont laissé des indications
tracées pour le traitement des grosses mamelles. Sennert conseille, en applications locales, l'usage de myrte
et de menthe cuites dans le vin ou le vinaigre. Il recommande aussi un onguent composé de céruse, de bol
d'Arménie, de borax, de camphre, etc... Il rejette la
ciguë, la jusquiame et autres narcotiques parce qu'ils
« affaiblissent la chaleur naturelle et s'opposent à la
fonction galactopoiétique ».

Bonet indique la compression avec des formes de
plomb.

Varandæus, Schurig, Schenk, dans leurs œuvres, in-
diquent çà et là quelques notions thérapeutiques. Si le
sujet est vigoureux, on pratiquera la saignée générale
au bras ou au pied ; les sangsues seront appliquées à
l'aisselle ; les révulsifs, à la peau ; les dérivatifs, du
côté du tube intestinal, seront administrés.

Puis, les auteurs, en vertu de cette idée que les troubles de la menstruation étaient la cause première de la
maladie, cherchaient par tous les moyens à rétablir le
flux menstruel (Borel, obs. II). A cet ordre de faits se

rattachent les frictions, les excitations, la rubéfaction des membres inférieurs par des ventouses, des sinapismes, des saignées ; l'application de sangsues à la partie interne et supérieure des cuisses, les bains de siège très chauds, etc...

Velpeau pensait que le « coït et la gestation deviendraient un remède contre l'hypertrophie des seins ». Mais il ajoute : « Par malheur, il se rencontre, à ce « sujet, dans la pratique, deux difficultés : 1° toutes les « femmes ne sont pas en position de recevoir de sem- « blables conseils ; 2° les femmes atteintes d'hypertro- « phie mammaire ne deviennent pas facilement en- « ceintes. » Nous avons déjà jugé cette opinion précédemment.

Fingerhuth provoqua, pour traiter l'hypertrophie mammaire, une sécrétion artificielle de lait. Il y aurait, tout d'abord, un résultat inverse de celui recherché, puis l'augmentation de la glande diminuerait rapidement. Labarraque pense que cette méthode pourrait être essayée avec prudence.

Les travaux de Lugol et de Coindet, de Genève, sur l'action élective de l'iode sur les glandes, avaient signalé la diminution probable de la glande mammaire par l'iode : il n'en a rien été ; l'iode échoue. On a administré l'iode à l'intérieur teinture d'iode, sirop d'iodure de fer, solution d'iodure de potassium. A forte dose, l'iode produirait même une atteinte de l'état général, un amaigrissement marqué obs. Labarraque, XVII, et une légère diminution de la tumeur. L'iodhydrate de potasse, les iodures de mercure et de potassium ont été employés en topiques. Voilà épuisée cette thérapeutique médicale, vaine dans la majorité des cas, pour ne pas dire toujours.

Ces derniers temps, avec les progrès de l'opothérapie, et hanté par les résultats merveilleux qu'elle produisait dans certaines affections ; de plus, croyant voir dans l'hypertrophie mammaire de la puberté un trouble de la sécrétion interne de l'ovaire, on eut l'idée d'appliquer ce traitement à cette affection. Dans les rares cas, d'ailleurs, où cette thérapeutique a été mise en œuvre, on n'eut que des résultats déplorables, nuls absolument. Le traitement opothérapique avait été essayé chez notre petite fillette, il a échoué piteusement. Nous n'y insisterons pas davantage.

On a eu alors recours à un traitement plus radical et il s'est créé une thérapeutique chirurgicale. On a essayé successivement la compression, les scarifications, les incisions et l'amputation.

Nous ne ferons que mentionner les scarifications et les incisions sans y insister. Elles n'ont eu d'autre résultat que de provoquer des infections de la glande mammaire, à cette époque préantiseptique où on les pratiquait ; ou des hernies partielles du sein.

C'est Récamier qui eut, le premier, l'idée de pratiquer la compression, si nous laissons de côté les capsules le plomb préconisées par Bonet et dont nous avons dit un mot.

La compression n'aurait, d'après son auteur, un résultat certain que si elle est bien faite, égale sur tous les points. Velpeau et Labarraque reconnaissent son efficacité ou tout au moins son utilité dans des cas suffisamment rapprochés du début de l'affection. Ory et Richet, dans leurs observations (obs. XX et XXI), consignent une amélioration sensible ; mais, sur ce premier résultat, encourageant, sans doute, ils perdent leurs malades de vue. M. Delbet conseille d'essayer la compression élastique dès le commencement de l'affection ; si les résultats sont négatifs, il est toujours temps alors d'intervenir.

Quant à l'amputation, le seul traitement rationnel, le traitement vraiment efficace, celui qui sauve la vie de ces pauvres malades et arrête les progrès de cette cachexie terrible qui les menace, elle peut être unilatérale ou bilatérale. Nous avons vu ce qu'il fallait penser de l'amputation unilatérale ; nous avons étayé notre opinion sur des observations non discutables ; nous n'y reviendrons pas. Nous avons même montré, en parlant de l'observation de Manec (obs. V), le danger qu'il y avait à pratiquer l'intervention en deux temps. Sans doute il y avait à craindre un traumatisme trop violent, une perte de sang trop abondante pour des malades déjà très affaiblis ; de nos jours, avec les moyens hémostatiques et les procédés opératoires dont on dispose, tout danger est écarté. Il vaut mieux éviter à la malade les risques d'une deuxième anesthésie et opérer en un temps, l'intervention étant, à l'heure actuelle, de courte durée.

— 53 —

Labarraque conseille de n'opérer que lorsque la malade entre dans sa deuxième période, lorsque le sein se pédiculise. Il professe même de provoquer hâtivement par l'administration de l'iode, cette pédiculisation.

Mieux vaut intervenir dès le diagnostic posé. Nous avons montré, en effet, la précocité de l'atteinte de l'état général.

On pratiquera l'amputation au bistouri. Il n'est plus question de se servir, aujourd'hui du couteau galvanique ; les dangers d'hémorragie ont disparu. D'ailleurs le couteau galvanique entraînait des pertes de temps considérables, la formation d'eschares, l'impossibilité d'une réunion par première intention.

Voici comment M. le professeur H. Caubet précise la technique de l'intervention :

« On taillera, sur la face antérieure du sein un lam
« beau cutané capable de recouvrir la perte de subs
« tance résultant de l'ablation de la tumeur ; en arrière
« le couteau suivra le sillon sous-mammaire. L'extir
« pation de la masse glandulaire ne présente aucune
« difficulté ; l'énucléation est aisée, car il n'existe au
« cune adhérence, ni en avant à la peau, ni en arrière,
« où le tissu cellulaire rétro mammaire est intact et se
« laisse bien décoller.

« On devra réduire au minimum la perte de sang
« chez ces malades, souvent très anémiées et affaiblies ;
« pour cela on fera l'hémostase soigneuse de toutes les
« grosses veines, souvent très dilatées, qui rampent
« sous la peau. Une bonne pratique très recommanda-

« ble consiste, avant l'ablation de la glande, à soulever
« fortement la mamelle et à la maintenir dans cette
« position pendant quelques minutes ; cette manœuvre
« a pour but de vider le sein du sang qu'il contient et
« de diminuer ainsi la perte sanguine résultant de
« l'opération.

« Les suites opératoires sont d'une simplicité et d'une
« bénignité absolues : notre petite malade s'est levée
« le cinquième jour ; la réunion par première inten-
« tion a été obtenue et elle quittait l'hôpital au bout
« de dix jours » (obs. XXXII).

Après l'intervention, la santé se rétablit rapidement,
l'état général s'améliore bientôt, les opérées engrais-
sent, leur appétit renaît. Les règles réapparaissent le
plus souvent, la menstruation se rétablit d'une façon
normale, indice de l'équilibre de l'état général. Chez
certaines malades, les règles apparurent le soir même
de l'opération : tel est le cas de notre observation
(XXXIII). Il en est d'autres, parmi lesquelles la fillette
opérée par M. H. Caubet, qui restent non réglées depuis l'intervention.

Au point de vue de la gestation, le pronostic opératoire est aussi excellent. Ces femmes, qui ne pouvaient
être enceintes que dans des cas exceptionnels, le deviennent facilement et, tandis que, souvent, elles ne pouvaient mener à terme leur grossesse, les avortements
ne sont plus à craindre. C'est ainsi que la malade de
Manec ayant subi l'amputation des deux seins, se maria et eut cinq enfants. La mère de la fillette de notre

observation (obs. XXXIII) avait, elle même, été opérée à l'âge de 14 ans. Ses menstrues ont, depuis, toujours été régulières ; cette femme n'eut jamais de fausses couches ; elle a eu deux filles.

Ainsi, à tous les points de vue, le traitement chirurgical apparaît comme seul capable de donner un résultat certain. Ce fait découle des neuf observations où nous avons vu les chirurgiens se décider à cette intervention.

Ces malheureuses filles sont ainsi, pour le moins, débarrassées d'une difformité très gênante ; elles guérissent radicalement d'une affection toujours grave, parfois capable de menacer l'existence.

OBSERVATIONS

OBSERVATION PREMIÈRE

W. Durston, in *Philosophical Transactions*, n. 52, t. II, p. 1047, 1048, 1069. (Résumée.)

E. T..., âgée de 23 à 24 ans, bonne constitution, taille petite. Le vendredi 3 juillet 1669 sa santé était excellente : elle se coucha en bonne santé et son sommeil fut aussi tranquille que de coutume. Le matin, à son réveil, elle se trouva dans l'impossibilité de se retourner dans son lit. Elle s'aperçut alors que ses mamelles avaient pris un développement tel qu'elle en fut épouvantée. Elle chercha alors à se mettre sur son séant, mais le poids de ses tumeurs la fit retomber sur sa couche. Depuis lors elle a toujours dû garder le lit, sans éprouver du reste aucune souffrance, ni dans les seins, ni dans aucun autre organe. Depuis six mois les règles étaient supprimées. L'auteur déconseille une intervention et prescrit des applications émollientes, des diurétiques, des emménagogues sans aucun résultat. Les mamelles paraissent uniquement composées de leurs éléments propres.

Dimensions :

Sein droit, circonférence, 77 centimètres.

Sein gauche, circonférence, 93 centimètres.

Sein droit à partir de la clavicule, circonférence, 43 centimètres.

Sein gauche, à partir de la clavicule, circonférence, 48 centimètres.

Sein droit, diamètre, 32 centimètres.

Sein gauche, diamètre, 33 centimètres.

L'auteur explique cette hypertrophie subite par quelque lésion des vaisseaux sanguins ou lymphatiques.

La malade meurt le jeudi 21 octobre. Le sein gauche pesait 64 livres anglaises (30 kilogr. 200 gr.). A part l'énorme développement il n'y avait rien d'anormal.

La malade avait perdu l'appétit et le repos plusieurs semaines avant sa mort ; son corps était fort émacié.

La mamelle droite pesait 40 livres anglaises (un peu plus de 18 kilogrammes).

OBSERVATION II

Petri BORELLI. *Historiarum et observationum Centuriæ IV*, Parisiis, 1757, cent. I, observ. XLVIII, p. 50.

Une jeune femme, dans sa vingtième année, vit s'hypertrophier ses seins à ce point d'atteindre un poids

de trente livres. Elle était obligée de lier autour de
son cou de petites branches flexibles qui soutenaient
ses énormes mamelles. Elle vint me prier de la guérir.
Ses règles n'avaient pas encore apparu. Je lui or-
donnai des moyens propres à provoquer l'écoulement
menstruel tels que la saignée des malléoles, des ventouses sur les membres inférieurs, l'usage des eaux
thermales minéralisées, les frictions sèches sur les
seins ; car je connaissais la merveilleuse sympathie
qui unit entre eux les seins et les écoulements mens-
truels et j'agissais d'après les préceptes d'Hippocrate,
qui recommande les ventouses aux mamelles pour
faire venir les règles.

A l'aide de ces moyens la menstruation s'établit et
les mamelles diminuèrent de volume. J'ai rapporté
cette guérison comme remarquable entre toutes, car
ici l'hypertrophie était telle que la malade était prête
à aller trouver un chirurgien et à se faire pratiquer
l'ablation des deux mamelles.

OBSERVATION III

W. Hey. *Practical observations in surgery London*, 1810, p. 500.

M. B... 14 ans, admise le 7 juin 1787 à l'infirmerie
générale de Leeds pour une hypertrophie énorme des
deux mamelles. Ces organes, chez elle, avaient toujours été plus gros qu'ils ne le sont d'ordinaire. La

malade est délicate, mais elle a joui jusqu'alors d'une bonne santé. Elle fut réglée à 12 ans et demi ; à la suite d'une imprudence (lavage des pieds à l'eau froide pendant une période menstruelle) les règles se supprimèrent et elles n'avaient point reparu depuis lors quand elle entra à l'infirmerie. Nous essayâmes par tous les moyens possibles de ramener l'évacuation menstruelle, dans l'idée que l'hypertrophie mammaire tenait à cette rétention ; mais nous ne pûmes réussir et les seins continuèrent à augmenter de volume. Son état était alors véritablement lamentable. Le volume des seins était si considérable qu'elle ne pouvait se tenir droite et que sa colonne vertébrale s'était inclinée en avant. Pour se soustraire aux tiraillements que lui faisaient éprouver le poids de ces tumeurs, elle restait au lit ou se tenait assise, les seins appuyés sur ses genoux.

Il nous sembla alors que le seul traitement à suivre était l'amputation. Après consultation, nous résolûmes de pratiquer l'ablation de la mamelle gauche qui était la plus grosse et d'attendre les résultats de cette opération. Les mamelles semblaient parfaitement saines, sauf en ce qui concerne l'hypertrophie ; leur poids les avait tant écartées des muscles pectoraux qu'on pouvait avec les doigts réunis passer en arrière des deux glandes mammaires. Celles-ci donnaient la sensation de gros grains glandulaires assemblés. Aucune difficulté pendant l'opération. Je laissai un lambeau considérable des téguments pour recouvrir la place

qu'occupait le sein et ma malade guérit complètement. Le sein amputé pesait 11 livres 4 onces 5 kilogr. 102 gr.

La menstruation reparut et se régularisa. Bientôt
le sein du côté droit commença à diminuer pendant
un accès de fièvre qu'elle eut ; six mois après sa sortie
de l'infirmerie il diminua encore d'une façon considérable.

A l'époque actuelle (1802), c'est-à-dire quinze ans
après l'opération, c'est une belle jeune femme de
30 ans ; le sein droit est encore un peu plus gros qu'il
ne devrait être, mais il n'est pas la moitié aussi gros
qu'avant l'amputation du sein gauche. Les téguments
qui recouvrent le sein droit sont pendants et flétris ;
la glande elle-même ne donne pas la sensation du tissu
glandulaire compact, mais bien plutôt de la réunion
de plusieurs glandes. L'incurvation de la colonne
vertébrale continue ,mais la malade est plus robuste
qu'autrefois.

—

OBSERVATION IV

HUSTON. *American Journ. of Med. science.*, t. XIV, 1834, p. 574.

Ch. R.... jeune fille de couleur a été dès sa plus
tendre enfance pensionnaire de l'Alm's house de Phi-
ladelphie. On ne connaît sur son compte aucun com-

mémoratif antérieur à l'âge de la puberté. A cette époque critique où la nature fait intervenir dans l'économie une nouvelle série d'actions et où l'on voit augmenter toutes les forces vitales, les modifications habituelles eurent lieu chez notre malade. Néanmoins son sein gauche prit un développement inaccoutumé, et, à l'époque de sa sortie, quatre mois après l'accomplissement de sa quatorzième année il avait acquis un volume considérable. Ce fait attirait l'attention et il fut un grief contre elle pour le maître chez qui elle cherchait à se placer. Mais les médecins de la maison assurèrent que cette hypertrophie décroîtrait avec l'âge, à mesure que le reste du corps prendrait son développement habituel. C'est avec ce certificat de tranquillité qu'elle devint domestique. Mais comme si toute son énergie vitale se fût concentrée dans ses mamelles celles-ci continuèrent à s'accroître peu à peu jusqu'à il y a six mois, époque à laquelle elles parurent recevoir sans cause connue, une nouvelle impulsion et où elles acquirent les gigantesques proportions qu'elles ont aujourd'hui. Pour remédier à la gêne que causait un poids aussi grand elle portait toujours un corset lacé ; mais malgré ce poids extrême, elle pouvait se livrer à ses occupations journalières. Son activité était même très remarquable : elle grimpait très facilement sur les arbres ou se livrait aux gambades habituelles au jeune âge. Sa santé générale parait avoir souffert de l'établissement des règles, ajoutons qu'elles ne parurent qu'une seule fois et en faible quantité.

Quoi qu'il en soit le vendredi 14 avril, elle fut admise comme malade dans une des salles de cet établissement. A cette époque elle avait 16 ans. A l'examen on trouve une large tache superficielle à la partie culminante du sein gauche résultat d'une contusion récente. Elle paraît beaucoup souffrir : langue saburrale, constipation, chaleur à la surface des mamelles, pouls fréquent. Traitement approprié à ces symptômes.

Mardi 18 avril. Souffrance accrue. La surface des deux mamelles présente une tendance au sphacèle. Apparition de la fièvre hectique, délire, affaiblissement manifeste. Dans de telles circonstances on ne pouvait instituer aucune espèce de traitement ayant quelque chance de succès. Tout ce qu'on put faire fut de la prolonger le plus longtemps possible en soutenant ses forces et en calmant ses souffrances par l'emploi des narcotiques. Elle vécut encore dans cet état déplorable jusqu'au 22, jour où elle succomba.

Autopsie. — Extérieurement les deux seins se présentaient sous l'aspect de deux grosses masses ovoïdes, remontant au-dessus de la clavicule et descendant au-dessous de l'ombilic. On ne peut rencontrer aucune trace du mamelon qui avait disparu dans la distension si grande des téguments recouvrant les mamelles. On trouva les dimensions que voici :

Sein droit : circonférence maxima 34 pouces (92
centimètres, circonférence minima 18 pouces (48 centimètres, poids 12 livres (5,440 grammes).

Sein gauche : circonférence maxima 42 pouces
(1 mètre 17), circonférence minima, 26 pouces (83 centimètres, poids 20 livres (9,069 grammes). En enlevant le sein droit et faisant une coupe, au lieu de tissus morbides ou de liquides collectés on n'aperçut
qu'une simple hypertrophie glandulaire, sans altération de structure. Il y avait également une grande
augmentation dans les éléments adipeux et cellulaires, aussi bien que dans le tissu glandulaire ; aucune
apparence de production morbide ou de liquide épan-
ché. Bref, structure saine mais accumulation énormes d'éléments normaux.

Les ovaires étaient plus gros qu'à l'état normal et
semblaient malades. L'utérus était celui des femmes
de son âge : les deux tiers de sa cavité étaient recou-
verts d'un exsudat épais. Système musculaire modé-
rément développé. Les extrémités inférieures étaient
assez fortes, par suite de l'effort nécessité pour supporter un pareil poids. Taille, 1 m. 62, moyenne habi-
tuelle.

OBSERVATION V

ASLEY COOPER. *Œuvres chirurgicales complètes*, 1837, p. 525.

Mi-.... âgée de 15 ans, réglée depuis un an, de
santé générale bonne, voit depuis trois ans sa ma-

melle gauche s'accroître en volume d'une manière
anormale. Plus tard, la mamelle droite a commencé à
se développer de la même manière et enfin elles ont
atteint progressivement les dimensions qu'elles ont
actuellement. Celle du côté gauche a 23 pouces et
demi de circonférence. Toutes les deux pendent à la
manière d'une poire, étant unies à la poitrine par une
portion plus étroite que le reste qui forme comme une
espèce de pédicule ou de collet. Je n'ai pu découvrir
ni dans le sein, ni dans l'aisselle aucune trace de tumeur. La peau est dans son état normal. L'appétit est
bon et les intestins fonctionnent régulièrement sous
l'influence des sels neutres. Cette jeune fille n'éprouve
aucune douleur dans les mamelles, mais elle n'est pas
aussi vive que les jeunes personnes de son âge, elle
est pesante et obtuse. Ses règles sont devenues irrégulières. D'ailleurs, elle n'offre rien de particulier.
Le traitement local de cette affection consiste dans
l'application d'un bandage. Le traitement général doit
avoir pour base le rétablissement de la sécrétion menstruelle.

OBSERVATION VI

Malgaigne. *Gazette des Hôpitaux*, 1844, p. 500.

Fille de 16 ans, le treizième enfant d'une famille
décimée dans les premières années de la vie et dont
il ne reste que trois survivants : un homme de 35 ans,

une fille de 24 ans, bien portante, mais abondamment
réglée et notre malade.

Celle-ci a 1 m. 50 ; elle a assez d'embonpoint et a
toujours joui d'une bonne santé ; mais elle n'est pas
encore réglée.

En janvier 1844 ses seins se développèrent au
point de la fatiguer par leur poids. Les symptômes de
le chlorose se montrèrent quatre mois plus tard : ses
seins prirent en même temps un développement subit.
En même temps ils devinrent le siège de douleurs
vives, lancinantes que la malade compare à des piqûres d'épingles. Ces douleurs cessèrent pour repa-
raître un mois plus tard accompagnées d'un nouveau
développement des seins. Quinze jours après nouvelle attaque. Depuis ce temps les douleurs reparurent a intervalles inégaux. Un traitement par la teinture d'iode à la dose de dix gouttes par jour fut continué pendant six semaines environ ; néanmoins il
ne se produisit aucun changement bien sensible. Les
douleurs devinrent plus fréquentes, plus vives, habituellement nocturnes et le 15 novembre 1844, les seins
présentaient l'état suivant, sans que l'état général ait
été altéré et sans qu'aucune trace de règles se soit
montrée. Les deux seins sont pendants en forme de
besace ; les mamelons sont presque complètement ef-
facés ; l'aréole est large, rosée. Les veines se dessi-
nent sous la peau et sont volumineuses comme chez
une femme enceinte. Le sein droit a maintenant
43 centimètres de tour à sa base, 24 centimètres de

tour de haut en bas et 32 centimètres de droite à gauche. Le sein gauche a 44 centimètres à sa base, 33 centimètres de haut en bas et 40 de droite à gauche.

Le développement paraît dû surtout au développement de la glande elle-même, dont on sent les lobules à travers la peau. Ces lobules qui s'étaient d'abord développés isolément et inégalement de manière à former une quantité de petites tumeurs sensibles au toucher, mais non encore à la vue, se sont maintenant confondus en une seule masse uniformément dure.

OBSERVATION VII

Bouyer (de Saintes). *Archives générales de Médecine*, t. XXVI, 1851

Une femme, réglée à 18 ans, avait vu, quatre mois après, à la suite d'une suppression de règles, les mamelles, qui jusqu'alors avaient été peu développées, devenir le siège de douleurs, et commencer à grossir, la gauche d'abord, puis la droite, dans une proportion telle qu'au bout d'un an, le sein gauche présentait 45 centimètres de longueur de la base au mamelon, 80 centimètres de circonférence à la partie moyenne, et 67 centimètres au pédicule.

Le sein droit avait la même dimension à 1 centimètre près. Les deux mamelles, piriformes, d'un rouge

violace, étaient sillonnées par des veines sous-cutanées, nombreuses ; elles offraient une consistance
molle à la périphérie, et plus profondément une
grande quantité de noyaux durs, du volume d'une
noix ou d'une noisette, réunis par des cordons résistants.

En 1842, on eut recours à une ponction, qui ne
donna issue qu'à du sang, puis à une application de
potasse qui n'eut aucun résultat. Lorsque M. Bouyer
vit la malade en juin 1844, trois mois après le début
de l'affection, sauf un peu de maigreur, l'état général
était bon ; le ventre était entièrement recouvert par
ces immenses tumeurs qui descendaient jusqu'aux genoux, et dont le poids, estimé à 15 kilogrammes chaque, forçait la malade à garder le lit depuis deux ans.

L'opération fut pratiquée le 24 juin. Pour prévenir
l'hémorragie, un aide fut chargé de comprimer le
pédicule de la tumeur entre deux fortes lames de ba-
leine. Néanmoins, la division de deux artères du
volume d'une plume d'oie, situées au centre de la
tumeur, laissa écouler, en quelques secondes, près de
1 kilogramme de sang ; de nombreuses artérioles furent liées ; on ne réunit qu'incomplètement la plaie,
dans le but de laisser un foyer temporaire de suppuration ; il y eut peu de fièvre, et la cicatrisation était
presque complète le vingt-sixième jour lorsqu'on en-
leva le sein droit *qui avait diminué notablement de
volume*. Cette opération ne fut suivie que d'une hémorragie peu considérable ; en deux mois, tout était

fini. La santé générale devint excellente, les règles reparurent, tout le corps reprit de l'embonpoint. Le sein gauche pesait 30 livres et demi, et le sein droit 29 livres et demi.

Après la double opération, la malade pesait 101 livres ; on lui avait donc enlevé le tiers de son poids. Les tumeurs étaient constituées par un tissu graisseux au milieu duquel se trouvaient des noyaux glandulaires non dégénérés, mais excessivement hypertrophiés.

OBSERVATION VIII

VELPEAU. *Traité des maladies du sein.* p. 253.

J'ai vu un bel exemple d'hypertrophie chez une jeune personne des environs de Beauvais, il y a quelques années (1850). Grande, bien constituée, jouissant d'une excellente santé ; du reste cette jeune fille, âgée de 22 ans, s'est présentée à moi avec des mamelles qui avaient plus que doublé de volume, d'un côté surtout, dans l'espace de onze mois ; elles étaient fermes, presque immobiles sur le thorax et d'ailleurs parfaitement conformées. Le mamelon, le disque aréolaire ne se distinguaient pas de l'état naturel. Il était facile de constater que l'hypertrophie s'était emparée ici de tous les tissus de la région à la fois, de la graisse profonde aussi bien que de la couche sous-cutanée,

du tissu sécréteur aussi bien que des cloisons fibro-
celluleuses.

OBSERVATION IX

(Résumée.)

ROUSSEAU. *Revue médico-chirurgicale*, 4ᵉ année, t. IV, 1856, p. 596

C. B.... née à Biauwez (Belgique), offrait au moment
où elle fut réglée à 15 ans, une exhubérance de seins
tellement peu commune, que dans son village et dans
les environs, on disait en patois qu'elle en possédait
une charretée, qu'elle dissimulait avec soin en se com-
primant la poitrine. Aucun travail inflammatoire n'y
fut jamais observé. Enceinte en 1856, cette hypertrophie subit une poussée de recrudescence. Elle est couchée depuis : le poids de ses seins l'empêche de se tenir ou debout ou assise. La figure est maigre, le
teint pâle, mais l'appétit bon.

Les sœurs et les cousines germaines de la malade, fortes filles ont les seins très développés et l'une
d'elles, du fait d'une grossesse, vit cette hypertrophie
déjà considérable s'accroître un peu plus.

OBSERVATION X

MANEC. *Gazette des Hôpitaux*, 1859, n° 12, p. 45.

Hypertrophie des deux seins ; double amputation ;
guérison.

Jeune fille de 17 ans, d'une taille un peu au-dessous de la moyenne, d'une constitution délicate et d'une physionomie agréable, paraît avoir joui d'une bonne santé jusqu'à l'âge de 15 ans, époque où elle s'est aperçue, pour la première fois, que ses seins prenaient un développement considérable. Elle n'était pas encore réglée à cette époque. Ce n'est qu'un peu plus tard, à 16 ans, qu'eut lieu la première éruption menstruelle. Depuis ce moment, ses seins n'ont cessé de s'accroître, au point d'avoir acquis, en deux ans, les proportions énormes qu'ils présentent aujourd'hui.

Les mamelles de cette jeune fille représentaient deux énormes appendices pédiculés tombant sur la poitrine et sur le ventre, qu'ils recouvrent presque en totalité jusqu'au pubis. Mesurées dans la partie qui présente le plus grand développement, elles avaient une circonférence de 75 centimètres à gauche et 72 à droite. La circonférence de leur pédicule était de 50 centimètres environ ; leur poids, autant qu'il a été possible de l'apprécier, de 6 kilogrammes et demi pour la droite, et de 7 kilogrammes pour la gauche.

qui paraissait un peu plus développée. La peau qui recouvre ces immenses glandes mammaires (car comme on le verra tout à l'heure, il ne s'agit ni de cancers, ni de tumeurs adénoïdes, ni de lipômes, mais bien d'une simple hypertrophie du tissu glandulaire ainsi que de tous les éléments anatomiques, tissus cellulaire graisseux, peau, etc., qui entrent dans la composition normale du sein, la peau, disons-nous, ne paraissait, en aucun point, avoir subi aucune altération, aucune modification dans sa texture, elle était blanche, douce au toucher, souple, mobile sur les parties sous-jacentes ; elle offrait, en un mot, tous les caractères du tégument normal du sein : aussi n'était-elle ni épaissie, ni hypertrophiée comme dans l'éléphantiasis, par exemple, ni éraillée et amincie, comme le sont habituellement les téguments qui ont subi une distension considérable et rapide. Elle n'était tiraillée seulement qu'à la naissance des seins, aux pédicules, là où elle supportait tout le poids du sein dans la station debout. Le mamelon n'existait pas, ou, du moins, il était aplati, presque entièrement effacé : mais sa place était parfaitement indiquée par l'aréole, d'une teinte légèrement brunâtre et extrêmement large.

On remarquait, vers la racine des deux seins et sur le petit espace de la paroi thoracique qui les sépare, un développement exagéré du système veineux sous-cutané.

Enfin, en explorant avec soin les divers points de

ces deux mamelles, on sentait partout, à travers la peau, la consistance et la sensation que donnent au doigt les tissus lobulés de la glande mammaire.

Ajoutons que ces seins n'ont jamais été le siège d'aucune douleur ni même d'aucune sensibilité anormale, et que la pression et la palpation n'y étaient nullement pénibles. Mais ils étaient, on le comprendra aisément, pour cette jeune fille plus qu'une infirmité pénible : c'était pour elle une cause de gêne extrême et continue, qui l'a engagée à venir demander un remède aux chirurgiens de la capitale. On comprend d'ailleurs aussi qu'un semblable travail de nutrition anormale n'a pu s'opérer depuis deux ans, sans préjudicier d'une manière sensible à la santé générale et sans menacer surtout l'avenir. Aussi cette jeune fille avait-elle sensiblement maigri. Mais la fonction qui avait le plus notablement souffert de cet état, c'était la fonction menstruelle, la malade a à peine vu ses règles cinq ou six fois, et d'une manière très irrégulière depuis deux ans. On a soumis cette malade, dans son pays, à plusieurs médications, mais sans aucun effet. Entre autres moyens elle a été mise à l'usage de l'iodure de potassium. Mais le seul résultat de cette médication a été de produire un amaigrissement général, tandis que les mamelles, loin de s'atrophier, ne faisaient que se développer de plus belle.

Bref, après mûr examen, et après avoir recueilli l'avis de M. Velpeau, son collègue de la Charité et celui de plusieurs médecins et chirurgiens qui sont ve-

nus voir la malade, avis tous unanimes et tous confor-
mes au sien propre, à savoir : qu'il n'y avait qu'un
seul moyen à opposer à cette énorme hypertrophie,
l'amputation. M. Manec se décida à pratiquer cette
opération, désirée vivement, d'ailleurs, par la malade
elle-même. Il fut décidé, bien entendu, vu l'énorme
perte de substance qui devait résulter d'une semblable opération, qu'elle serait faite en deux fois.

La première opération fut faite le 24 novembre :
c'est le sein gauche, le plus volumineux, qui a été
enlevé le premier.

Nous n'insisterons pas ici sur les détails de l'opération..... Nous signalerons seulement une circonstance
qui a contribué à rendre cette opération extrêmement
longue et laborieuse. C'est, indépendamment des difficultés mêmes de la dissection, le développement ex-
cessif du système vasculaire, qui a nécessité un grand
nombre de ligatures ; on n'était même pas sans préoc-
cupation sur le danger que pouvait avoir la section
des veines volumineuses qui rampaient à la surface
et surtout vers la racine de la mamelle.

L'opération terminée, la mamelle fut mise dans une
balance : elle pesait exactement 7 kilogrammes et
demi, ou quinze livres. Il est bon de noter qu'il avait
été perdu une grande quantité de sang, qui avait dû
nécessairement en diminuer un peu le poids.

Les suites ont été des plus heureuses, sauf toutefois
un léger accident survenu dans la nuit du troisième au
quatrième jour de l'opération, une légère hémorragie

qui a fait craindre une congestion pulmonaire, et qui
heureusement n'a pas eu lieu. La plaie, réunie par un
grand nombre de points de suture, et recouverte,
pour tout pansement, de gâteaux de charpie mouillée,
a marché rapidement vers la cicatrisation, qui était
complète vers le 10 décembre.

Le 14 décembre, comme M. Manec se disposait à
pratiquer la seconde opération, une éruption menstruelle abondante, qui n'avait pas eu lieu depuis plusieurs mois, obligea à l'ajourner. Celle-ci fut faite
le 26 décembre. Elle n'a présenté rien de particulier
à signaler en ce moment. Il importe de noter ici que
dans le court intervalle d'un mois écoulé entre ces
deux opérations, la mamelle restante (la droite), avait
subi un surcroît d'accroissement tel, qu'elle avait dépassé le poids et le volume du sein gauche. Du poids
de 6 kilogrammes et demi qu'elle avait lors du premier examen, au mois d'octobre, elle en était venue à
peser 8 kilogrammes lors de la seconde opération,
c'est-à-dire une livre de plus que la mamelle gauche.
Elle avait ainsi gagné, en moins de deux mois, et surtout pendant le dernier mois 1 kilogramme et demi,
c'est-à-dire trois livres.

Les suites de cette seconde opération ont été encore
plus simples que celles de la première. Du troisième
au quatrième jour, elle a eu seulement un peu de mal
de tête, mais sans toux ni oppression, ni hémoptysie.

Le quatrième jour, il est survenu de nouveau de la
céphalalgie, cette fois avec un peu d'oppression, de

mal de cœur, et quelques épistaxis. M. Manec se disposait à appliquer quelques sangsues aux cuisses pour provoquer les règles, lorsqu'elles sont venues spontanément. Dès ce moment, tout s'est calmé. La plaie était complètement guérie du 15 au 20 janvier. Cette jeune fille, dont l'état est satisfaisant, et qui n'est qu'un peu anémiée, a quitté l'hôpital, heureuse d'être débarrassée de ses deux monstrueuses mamelles.

L'examen anatomique des mamelles fut fait avec le plus grand soin. L'hypertrophie portait sur tous les éléments du sein, mais surtout sur la partie glandulaire. Les canaux galactophores étaient agrandis. La malade s'est mariée, depuis elle a eu quatre ou cinq enfants. À l'époque où, physiologiquement, les seins se développent par la lactation, des douleurs se sont manifestées dans les cicatrices.

OBSERVATION XI

C.-G. Grans, in *Schmidt's Jahrbücher der in und Auslandischen gesammten Medicin*, t. CVIII, p. 14, 1865.

(Résumée.)

Femme bien portante jusqu'à 15 ans ; les règles étaient établies depuis quelque temps, avaient été régulières et s'arrêtent subitement pendant deux ans à la suite d'un bain. Alors les seins déjà assez gros con-

tinuent à s'hypertrophier et après ces deux années ils
avaient acquis un tel volume qu'ils ressemblaient à
deux grands sacs pendants le long du thorax, le recouvrant en entier en avant et en arrière. Toute médication est sans succès. Formation d'abcès dans les
seins, suppuration, ulcérations, fistules. Le sein droit
pèse 13 livres et détermine une cyphose. Un pareil
état dura dix-huit ans.

Le 1er août 1860 mort par péritonite due ainsi que
le démontra l'autopsie à la rupture d'un kyste de
l'ovaire droit. Le sein droit descendait jusqu'au grand
trochanter. Périphérie 1 m. 30. La peau était blanche
sans altérations sauf l'ouverture fistuleuse. L'auteur
suppose que dans ce cas l'hypertrophie des seins était
en corrélation étroite avec l'état pathologique de
l'ovaire droit.

OBSERVATION XII

GLÜCK. *Gazette médicale de Paris*, 1864. p. 766.

(Résumée.)

Jeune fille de 16 ans, atteinte d'hypertrophie des
deux seins. On en fit l'amputation à deux mois d'intervalle. Le sein droit pesait 5 k. 102 ; le sein gauche
5 k. 750.

OBSERVATION XIII

R. Marjolin. *Bulletin de la Société de Chirurgie de Paris, 2ᵉ série,*
t. IX, p. 342, 1868.

Dans les premiers jours du mois d'avril de cette
année, dit M. R. Marjolin dans une communication
faite, en séance à la Société de Chirurgie, le 7 octobre 1868, on m'amena une jeune fille de 15 ans et
demi, de petite taille, *non réglée*, présentant l'aspect
d'une bonne constitution, bien que son père et sa
mère aient succombé à une affection de poitrine. Depuis quelque temps, les personnes qui en étaient chargées avaient cru s'apercevoir que le sein droit avait
pris un développement anormal. Lorsque cette jeune
fille me fut présentée, je fus frappé du volume extraor-
dinaire que les seins, surtout le droit, avaient pris ;
jamais il n'y avait eu de douleur. Il serait difficile de
dire, même approximativement, quel volume avait atteint la glande mammaire ; mais, après un examen
attentif, je pensai qu'il s'agissait de l'affection assez
rare, décrite par Astley Cooper et Velpeau, et dési-
gnée par ce dernier auteur sous le nom d'hypertrophie diffuse de la mamelle. A cette époque, le sein
droit était déjà un peu pendant sur la poitrine, les
veines peu développées. La configuration du mamelon
était normale ; nulle part on ne sentait d'induration

partielle. La consistance générale du sein était plutôt molle : la pression ne déterminait aucune douleur.

Le développement du sein avait marché très rapidement, et, d'après cela, je fis part de mes craintes sur la terminaison de l'affection ; j'annonçai de suite que si, malgré l'influence d'un traitement externe et interne, le volume du sein continuait à s'accroître, il faudrait recourir tôt ou tard à une opération.

J'avais vu la jeune fille opérée et présentée il y a plusieurs années par M. Manec à l'Académie, et bien que le volume actuel des deux seins de ma malade fût bien loin d'égaler celui de la sienne, je pensai qu'il n'y avait pas de temps à perdre, et, de suite, je lui fis prendre à l'intérieur des préparations iodées : des frictions avec la pommade à l'iodure de potassium furent faites sur les deux seins, et je comprimai de mon mieux tout le thorax avec une bande de flanelle.

Ce traitement, suivi avec beaucoup de soin jusqu'au mois de juin, n'amena aucun résultat, et même le volume du sein gauche commença à croître assez rapidement. De plus, des deux côtés, et surtout à droite, le poids des seins augmentant, il se forma une sorte de pédicule à la base de la tumeur. A cette époque, un nouveau changement s'était opéré. Le système veineux avait pris plus de développement, et le mamelon s'était complètement effacé : on ne le distinguait que par une tache brunâtre sans aucune dépression, sans saillement d'aucune espèce. Du côté droit, la circonférence du sein, au niveau du pédicule, donnait

11 centimètres, et la saillie totale du sein, 26 centimètres : à gauche, la circonférence du pédicule était de 35 centimètres.

Voyant que, malgré un traitement régulier, il n'y avait aucune amélioration, j'engageai la malade à aller prendre des bains de mer, sans discontinuer à l'intérieur les préparations iodées et la boisson de l'eau de mer. Elle prit des bains pendant six semaines, et, à son retour, je constatai que, si le volume du sein gauche était resté stationnaire, celui du sein droit s'était considérablement accru : ainsi la circonférence de ce sein, au niveau du pédicule, était de 47 centimètres, et la circonférence, un peu au-dessus, c'est-à-dire à la base véritable de la glande mammaire, était de 53 centimètres. De plus, sur deux points, la peau s'était excoriée, comme si on avait appliqué un petit vésicatoire d'un centimètre de diamètre.

J'engageai la malade à revenir promptement, car l'opération devenait de plus en plus indiquée. Quinze jours environ s'écoulèrent, et pendant cette courte période, au niveau du point où la peau était excoriée, une partie de la glande mammaire avait fait hernie et formait un champignon mou, douloureux, ne donnant aucun écoulement de sang ou de sanie. Je pressai la malade de se laisser opérer, et l'ablation du sein fut pratiquée le 6 octobre.

Il n'y avait jamais eu d'engorgement dans l'aisselle.

Le sein que je soumets à votre examen présente

partout, même au niveau de la portion hernice et ulcérée, l'aspect d'une glande mammaire hypertrophiée.

Le poids de la tumeur était de 1,510 grammes. Depuis l'époque de l'opération, il n'est survenu aucun accident. La malade se sent soulagée de n'avoir plus à porter cette énorme et gênante difformité ; la plaie a un très bon aspect, et tout semble présager une prompte guérison.

L'examen de la tumeur, fait par M. Saison, interne très instruit et habitué aux recherches micrographiques, semble prouver qu'il s'agit, dans ce cas, d'une véritable hypertrophie du tissu de la glande mammaire.

OBSERVATION XIV

Mac Swiney. *Dublin quartely Journ. of med. science*, 1870, t. XLIX, p. 349.

M. M.... 20 ans, fille, vint me demander mon avis pour une augmentation considérable du poids et du volume de ses deux seins. Elle me donnait les renseignements suivants :

A toujours été délicate, jamais malade cependant. S'aperçut il y a un an que ses deux seins avaient assez rapidement pris un grand développement. Jusqu'alors ils avaient été d'une taille au-dessous de la moyenne ;

mais alors ils commencèrent à s'accroître rapidement et lui causèrent une grande gêne par leur poids et leur volume. Elle n'y a jamais éprouvé de douleurs : rien que quelques élancements de temps à autre, avec un sentiment général de malaise dans toute la région mammaire. Bientôt sa santé s'altéra, elle perdit l'appétit ; le poids du corps et les forces diminuèrent ; le sommeil fut troublé. Elle n'a pu donner aucune cause à cette affection des mamelles. Elle avait toujours été régulièrement menstruée, depuis sa première époque, à 14 ans. Elle n'avait jamais reçu de coup sur la mamelle ni éprouvé aucun trouble du côté de cet organe. Deux mois avant de venir me voir, elle avait consulté M. Edw. Hamilton, et avait suivi, pendant plusieurs semaines, le traitement indiqué par cet honorable chirurgien. Pendant ce temps, elle n'observa pas d'aggravation dans son état, dit-elle, mais elle s'aperçut que le volume de ses seins diminua après chacune de ses périodes, pour reprendre ensuite, et que c'était à la suite de sa dernière menstruation que ses glandes avaient atteint leurs plus grandes dimensions.

Après m'en être entendu avec mes collègues de « Jervis-street Hospital » je la soumis à une série de médicaments destinés à provoquer la résorption du tissu hypertrophié. Elle prit à l'intérieur de l'iode sous différentes formes. Ce traitement fut suivi plusieurs semaines, sans amener d'amélioration.

À cette époque je pensai que la maladie était au-dessus des ressources de la thérapeutique pure, et sous l'influence des résultats annoncés par Birkett et autres, je me persuadai que le seul remède était dans l'excision. *Comme, dans certains des cas d'hypertrophie des deux seins, l'ablation d'une glande avait amené la diminution de la seconde,* j'étais disposé à n'enlever d'abord qu'un sein et à attendre, pendant quelques mois, ce qui se produirait. Cette idée, que je communiquai à la jeune fille et à ses parents, trouva la première assez indécise et méfiante : aussi recommandai-je d'abord un séjour de quelques jours à la campagne, et indiquai-je un plan de traitement et de régime tendant à améliorer l'état général de la malade.

Je la perdis de vue pendant quelque temps, et, parmi les médecins qu'elle alla voir, se trouva le docteur R. Macdonnel, qui lui dit qu'une seule chose lui restait à faire, après l'échec de tous les autres traitements, c'était de suivre l'avis que je lui avais donné.

Le 16 juillet, elle revint de nouveau dans mon service, et de nouveau je pris l'avis de mes collègues sur la marche à suivre en ce cas. Après avoir pesé le pour et le contre, voyant que l'hypertrophie des seins continuait, que la santé s'altérait de plus en plus, et que l'essai fait des médicaments pouvait passer pour sérieusement complet, nous convînmes de lui proposer l'ablation du sein droit, puis celle du sein gauche, si la première n'était pas suivie d'une grande diminution dans le volume de la mamelle voisine. Elle y consentit volontiers en disant que le poids des tumeurs était insupportable pour elle ; je priai M. Stapleton, dont l'expérience pour ces sortes de maladies est bien connue, de la recevoir dans son service, afin de l'opérer.

Voici quel était son état à cette époque : elle était pâle et faible ; pas d'appétit ; sommeil trouble et difficile. De temps à autre, palpitations douloureuses. Le premier bruit du cœur est doux, normal ; le second est éclatant, rude, aigu. Pas de souffle. Pouls à 90. Langue normale, selles régulières, voix basse et faible. Elle paraît épuisée au dernier point ; elle ne peut supporter le poids de ses mamelles ; elle se sert, en guise de suspensoir, d'un linge qui supporte, à l'intérieur de ses vêtements, le poids des tumeurs.

Au devant des deux seins, la peau offre une coloration normale à la partie supérieure ; mais elle est plus foncée et même un peu livide sur la moitié inférieure. Les mamelles sont pendantes ; elles ont la forme de deux poires. On voit se dessiner, dans l'épaisseur de la peau, d'énormes veines dilatées par du sang. Les seins sont formés de lobules distincts ; ils donnent bien la sensation du tissu mammaire à un haut degré d'activité fonctionnelle. *Rien dans les ganglions axillaires.*

Les dimensions des deux tumeurs étaient les suivantes :

Sein droit : Longueur, 11 1/2 pouces (33 centimètres). Circonférence, 21 pouces (56 centimètres).

Sein gauche Longueur, 10 1/2 pouces (31 centimètres). Circonférence, 20 pouces (54 centimètres).

24 juillet. Pendant que j'administrais le chloroforme, M. Stapleton pratiquait l'ablation du sein droit..... La perte de sang fut très faible, grâce à la précaution prise par le chirurgien de *soulever pendant quelque temps la tumeur avant l'opération*, de façon à forcer le sang veineux d'en sortir autant que possible...

Immédiatement après l'opération, je portai la tumeur sur une balance, et trouvai qu'elle pesait 6 livres et demie (2,550 grammes), et je puis estimer que la manœuvre de suspension de la tumeur, avant l'opération, en avait bien chassé une demi-livre de sang (225 grammes environ). Si nous y ajoutons le poids de l'autre mamelle, nous voyons que cette pauvre fille avait à porter, nuit et jour, au devant de sa poitrine pas bien loin de 25 livres (11 kilogr. 589 gr.).

26. Pas de douleur dans la plaie, qui a un bon aspect. Léger frisson ce matin ; maintenant chaleur, fièvre, soif ; mal de tête ; langue sale ; pouls à 110 ; rougeur de la peau au devant du sternum.

27. La malade se plaint d'être très mal à son aise. La peau qui recouvre la mamelle gauche est un peu rouge, chaude et douloureuse ; langue blanche, rouge sur les bords. Pouls, 120 à la minute. M. Stapleton dit : angioleucite légère.

En quelques jours, tous les signes de fièvre disparurent, la plaie guérit rapidement, il y eut réunion par première intention, et la guérison ne se fit pas attendre.....

19 août. Elle quitte l'hôpital pour aller à la campagne.

8 septembre. Elle revient me voir et je constate l'état suivant : elle paraît beaucoup mieux qu'avant l'opération. Le sommeil est bon, l'appétit aussi ; les règles sont régulières ; plus de douleur ni de gêne.

A l'examen de la région, je trouve que les tissus du côté droit sont sains ; une cicatrice étroite marque seule la ligne de l'incision. La peau est froncée sur la mamelle gauche ; la glande est considérablement réduite. Voici quelles sont ses dimensions :

Circonférence, 16 pouces (43 centimètres).

Longueur, 6 pouces 1 2 (18 centimètres).

Ainsi, nous avons gagné sur chaque dimension quatre pouces (10 centimètres), et j'espère, d'après ce fait, que nous marchons vers une diminution complète.

Suite de la précédente. ..... La diminution de développement du sein gauche ne dura pas longtemps ; le volume de l'organe demeura stationnaire pendant quelques semaines ; puis le sein recommença à s'accroître, et bientôt il acquit des dimensions égales à celles qu'il avait auparavant.

Pendant ce temps, nous revîmes plusieurs fois, M. Stapleton et moi, cette jeune fille, qui était retournée chez elle, et nous conseillâmes des médicaments internes et des applications topiques qui n'eurent aucun effet ; car la tumeur prit un accroissement rapide. Sa santé déclina, avec le retour de l'hypertrophie, et

finalement, à bout de forces, elle rentra à l'hôpital le
5 janvier 1870. Ce jour-là, la glande mesurait à sa
circonférence 30 pouces (81 centimètres), en longueur
22 pouces (59 centimètres).

La surface de l'organe semblait malade : elle était
de couleur rouge foncé, sensible au toucher. La peau
avait cédé en un point qui donnait passage à une sécrétion séro-sanguine, assez peu abondante..... Le
pouls était accéléré, la langue chargée, pas d'appétit ;
la malade se trouvait très souffrante.

Désireux de soulager la pauvre enfant autant que
possible, ce qu'on ne pouvait faire qu'en lui enlevant
cette seconde tumeur, M. Stapleton dut néanmoins attendre pour améliorer par le repos l'état général, et
remédier un peu aux phénomènes locaux graves. Il
fallut pas mal de temps pour y arriver ; mais, au bout
d'un mois, elle était si bien qu'on résolut de ne pas
retarder plus longtemps l'opération.

Aussi, le 10 février, après inhalation du chloroforme, M. Stapleton pratiqua l'ablation du sein gauche presque sans perte de sang. Dans la balance, on
trouva que le poids de la tumeur était de 11 livres
environ 5 kilogrammes.

Les notes suivantes ont été recueillies par M. Ross,
mon élève qui a suivi la malade avec le plus grand
soin et le plus vif intérêt.

Immédiatement après l'opération, potion calmante.
— A 7 heures du soir, pouls à 94, plein ; frissons, vo-
missements ; pas de mal de tête. — A 9 heures et de-

mie; pouls à 108, plein ; pas de frissons ni de vomis-
sements. A pris du bouillon de poulet et de la glace.
Demande un citron parce qu'elle se sent altérée.

11 février. Pouls à 108 : n'a pas bien dormi pendant
la nuit ; dort ce matin ; ni mal de tête, ni vomisse-
ments, ni hémorrhagie. Potion de Rivière morphinée.

12. Pouls à 128 : langue sale, se plaint dans le côté
gauche d'une grande douleur, qui, dit-elle, l'empêche
de respirer.

13. Pouls à 112, langue meilleure, a toujours la
douleur de côté. Le chirurgien enlève toutes les pièces
de pansement, sauf deux bandelettes de diachylon,
qui réunissent les bords de la plaie ; il y a très peu de
pus ; on panse avec de la charpie trempée dans du
vin de Porto ; on permet un peu de poulet et du vin.
Continuation de la potion calmante.

14. Pouls à 94 : la langue se nettoie ; peu de pus, et
de meilleure qualité ; même pansement. On prescrit
du fer tout en continuant la potion de Rivière. Même
régime.

15. Pouls à 88 : langue parfaitement nette ; pansement comme à l'ordinaire ; une partie de la plaie
s'est réunie.

Le 16. Pouls à 80 : même état de la langue ; sommeil facile ; même régime.

Le 17. Pouls à 68 : on continue encore le pansement ; mais la plaie se ferme ; il n'y a plus qu'un petit point, vers le centre, qui ne soit pas encore cica-
trisé.

Le 28. L'amélioration a été uniforme et graduelle ; la plaie est maintenant guérie ; la santé bonne ; il y a de l'appétit ; le sommeil est bon.

11 avril. La malade quitte l'hôpital. La cicatrice est parfaite ; la santé est bonne. La malade a engraissé, elle exprime la plus vive reconnaissance d'avoir été affranchie des souffrances causées par l'opération.

OBSERVATION XV

Ory, *in* thèse Labarraque, Paris, 1875, p. 54.

C. M.... âgée de 19 ans, chapelière, entre le 23 juin 1869 à l'hôpital Cochin, salle Saint-Jacques, n° 22, service de M. Le Fort.

Cette femme a toujours été irrégulièrement menstruée avant son mariage et depuis trois mois n'ayant pas vu ses règles elle se croit enceinte. Mariée depuis cinq mois, *elle avait déjà remarqué depuis un an et demi une augmentation insensible et progressive de ses seins ;* auparavant, ils n'avaient rien présenté d'anormal.

Jusqu'à il y a deux ans elle a habité dans la Côte-d'Or, à Saulieu ; actuellement, elle réside à la Butte-aux-Cailles, où elle se livre au commerce des peaux de lapin. Elle se nourrit bien et se fatigue peu ; elle

boit souvent de l'eau de puits, eau assez peu agréable
à Paris, comme chacun sait.

Le sein droit est plus développé que le gauche ; ils
ont commencé ensemble à s'hypertrophier.

Sein droit. — Grande circonférence à la moitié de
la saillie du sein, 64 centimètres ; à la base, 64 centimètres ; diamètre vertical, 44 centimètres ; diamètre
horizontal, 54 centimètres ; diamètre de l'aréole,
12 centimètres.

Sein gauche. — Grande circonférence à la moitié
du sein, 64 centimètres ; à la base, 59 centimètres ;
diamètre vertical, 57 centimètres ; diamètre horizontal, 44 centimètres ; diamètre de l'aréole, 9 centimètres.

Sur le sein droit, au toucher, la peau paraît épaissie,
surtout à la partie interne et inférieure ; elle est
comme piquetée et offre à la vue les orifices dilatés
des glandes.

Le sein gauche présente les mêmes caractères.

Les deux mamelles ne donnent l'idée d'aucune tumeur ; leur sensibilité cutanée est normale.

On a essayé la compression élastique avec de larges
bandes de caoutchouc ; on a cru remarquer une légère amélioration ; mais la malade a quitté l'hôpital
le 22 juillet 1869, trop tôt pour pouvoir être assurée
d'un résultat efficace.

OBSERVATION XVI

Richet, *in* thèse Labarracue, Paris, 1875, p. 111.

Fille de 26 ans, bien portante, grasse, rondelette. Sa maladie remonte à l'âge de 14 ans : elle prétend que le sein gauche a commencé à se développer à ce moment : elle se réglait. Depuis, il s'est accru lentement et progressivement : le sein droit est resté stationnaire. Elle a été bien réglée depuis, mais ses époques avancent de quelques jours et la perte de sang est assez abondante. Pas d'enfant. Du reste est bien portante et elle déclare ne pas souffrir, mais sa tumeur la gêne horriblement et elle se plaint de tiraillements dans le dos.

État actuel, en 1872. — Sein gauche triple du droit, allongé, pendant jusqu'à l'ombilic. Veines volumineuses. Rien d'ailleurs qui ne soit anormal dans le mamelon et l'aréole. La palpation permet de reconnaître que le tissu glandulaire est notablement hypertrophié, mais le tissu sous-cutané est plutôt amoindri. Les lobules sont durs, non douloureux. De plus, cette femme porte deux lipomes, l'un ombilical diffus, de la grosseur d'une orange ; l'autre sous-mammaire droit, circonscrit, plus petit.

État général excellent : ne laisse rien à désirer. Cette jeune fille veut être soulagée parce que cette tumeur lui donne des douleurs dans le dos, le cou, la

poitrine, et qu'elle ne peut vivre avec cette incommo-
dité.

Ainsi, augmentation de volume du sein gauche qui
a acquis trois fois la grosseur du droit, lequel est
déjà fort gros, lobules de la glande augmentés de
volume, pas de douleurs : on a donc affaire à une
hypertrophie mammaire.

La compression est pratiquée avec soin par M. Pi-
nard, interne, au moyen de la ouate et d'une bande
de caoutchouc. Au bout de six semaines, on enlève
l'appareil. Le sein a diminué de plusieurs centimètres;
la malade, fort satisfaite, ne songe nullement à récla-
mer l'intervention chirurgicale. On lui fait faire par
M. Collin, l'habile fabricant d'instruments de chirurgie, un corset élastique compresseur et elle quitte
l'Hôtel-Dieu, où elle n'a pas reparu depuis plus de
deux ans, ce qui permet d'espérer que ses seins n'ont
pas continué à s'accroître.

OBSERVATION XVII

LABARRAQUE, thèse de doctorat. Paris, 1875. (In extenso.)

E. B... âgée de 15 ans, est entrée le 16 octobre 1874, à l'hôpital Saint-Louis, salle Saint-Jean,
n° 73, service de M. le professeur Hardy, pour s'y

faire traiter d'une augmentation de volume très considérable des seins.

Elle a été réglée à 14 ans ; l'établissement de la menstruation s'est fait facilement et cette fonction s'est accomplie normalement pendant six mois ; mais le septième mois, c'est-à-dire environ six mois avant son entrée à l'hôpital, sans cause connue, ses règles se sont supprimées, et c'est à partir de ce moment que ses seins ont commencé à prendre de l'accroissement. Le mois suivant, les règles ont reparu en plus grande abondance et se sont continuées depuis avec régularité ; elles durent de trois à douze jours ; la quantité de sang est ordinaire ; comme toujours il y a pendant ce temps une légère indisposition. Je dois noter ici que cette fille n'est plus vierge, elle ne dissimule pas du reste qu'elle ait eu des rapports sexuels.

Malgré la réapparition des menstrues, les seins ont continué à s'accroître et pendant le mois qui a précédé l'entrée de la malade à l'hôpital Saint-Louis, cette augmentation de volume a semblé beaucoup plus rapide ; depuis quelques jours, au contraire, elle a paru se ralentir.

État général satisfaisant ; pas de maladies antérieures, pas d'antécédents de famille. Bonnes conditions hygiéniques ; a habité les dix premières années de sa vie à la campagne, dans un pays sain, loin des marécages ; habite Paris depuis cinq ans mais dans d'assez mauvaises conditions paraît-il, sous le rapport du froid et de l'humidité.

Le sein droit a été le premier à prendre du volume : ce n'est que quelque temps après que le sein gauche a fait de même. Actuellement, ils ont atteint de fortes dimensions, mais le droit est resté plus volumineux. Mesurée au niveau de sa base et à sa partie moyenne, la mamelle droite a offert en ces deux points une circonférence de 39 centimètres et la distance du mamelon à la fourchette sternale, la malade étant couchée sur le dos horizontalement, est de 30 centimètres.

Prises de la même façon, les dimensions du sein gauche sont les suivantes : circonférence à la base, 52 centimètres ; distance du mamelon à la fourchette sternale, 27 centimètres. Le sein droit affecte plutôt une apparence un peu allongée et piriforme ; quant au gauche, il est encore parfaitement globuleux.

La consistance est assez ferme, un peu dure, et par la palpation on perçoit facilement des lobules glandulaires augmentés de volume, séparés les uns des autres par une assez grande quantité de tissu cellulaire ; on ne perçoit aucune espèce de sensation de fluctuation.

Le mamelon est aplati, sa saillie a presque disparu, il s'est élargi et l'aréole est plus étendue. La peau qui recouvre cette dernière est épaissie et plissée. Le tégument cutané qui entoure les mamelles est tendu, ce qui augmente la consistance de la tumeur ; il est sillonné de grosses veines bleuâtres. Sur le sein droit, cette peau offre une couleur rouge uniforme, surtout à la partie antérieure ; cette coloration disparaît avec la pression, mais reparaît aussitôt qu'on retire le doigt ; elle tient évidemment à la déclivité de l'organe et à la gêne de la circulation en retour. La peau n'est pas excoriée et n'a pas de tendance à le devenir.

Les mamelles ne sont pas douloureuses spontanément ; elles gênent seulement par leur grand poids. Il y a, de temps à autre, de vifs élancements qui, au dire de la malade, ont été plus violents au début. Ces élancements et la douleur que l'on provoque en pressant sur la glande s'irradient parfois le long des bras, surtout à droite. Le bras droit se fatigue aussi plus facilement que le bras gauche. Rien dans les ganglions axillaires.

Le poids des mamelles n'est pas sans entraîner aussi quelques troubles fonctionnels ; la malade se plaint d'un peu de gêne pour respirer, surtout quand elle est debout ; elle ne saurait se livrer à une marche un peu prolongée ni à un exercice un peu violent sans être vite fatiguée.

Après examen de la mamelle et interrogatoire de la malade on pose le diagnostic : hypertrophie générale des deux glandes mammaires ayant coïncidé avec la suppression des règles et ayant continué après la réapparition des menstrues.

Le traitement institué consiste dans l'administration, à l'intérieur, de XX gouttes de teinture d'iode, dans une potion pendant les vingt-quatre heures ; le sein est soutenu au moyen d'un bandage médiocrement serré, dans le but de soulager un peu la malade. Le traitement iodé conseillé dans ce cas devait obéir à deux indications : l'action élective de l'iode sur les glandes, d'une part, et la supposition d'une diathèse strumeuse non apparente chez notre malade, d'autre part.

Le 24 octobre, les seins sont mesurés de nouveau et l'on ne trouve aucune diminution ; mais il y a un changement dans la consistance, dont la densité est moins considérable.

30. On porte la dose *pro die* de teinture d'iode de XX à XXX gouttes ; un bain sulfureux trois fois par semaine. La mensuration donne les chiffres suivants :

Sein droit. — Circonférence à la base, 57 centimètres ; longueur du mamelon à la fourchette sternale, 29 centimètres.

Sein gauche. — Circonférence, 52 centimètres ; longueur idem, 27 centimètres.

Le 6 novembre, on trouve les mesures que voici :

Sein droit. — Circonférence, 55 centimètres ; longueur, 31 centimètres.

Sein gauche. — Circonférence, 51 centimètres ; longueur, 26 centimètres.

Comme on le voit, les mamelles ont sensiblement diminué ; elles sont bien plus molles, celle de droite principalement, et les lobes deviennent très distincts quand on vient à saisir la glande entre deux doigts.

Par suite de cette diminution de consistance, la mamelle droite est pendante et tend à se pédiculiser ; la peau est tendue à la base de la tumeur. Apparition d'une éruption d'acné iodique au-devant de la poitrine.

La mamelle droite tendant à tomber de plus en plus sa longueur augmente, ainsi que vont le montrer les mensurations :

Sein droit. — Circonférence, 54 centimètres ; longueur, 30 centimètres.

Sein gauche. — Circonférence, 50 centimètres ; longueur, 24 centimètres.

Prises au 13 novembre.

21 novembre. — Mêmes dimensions.

1er décembre. — La diminution s'accentue, surtout à gauche, tandis que le sein droit se rattache à la paroi thoracique par un large pédicule. Cessation de la teinture d'iode. On trouve en même temps comme mesures :

Sein droit. — Circonférence, 53 centimètres ; longueur, 34 centimètres.

Sein gauche. — Circonférence, 49 centimètres ; longueur, 23 centimètres.

Dans le courant du mois de décembre on a noté de même la diminution d'une glande et l'augmentation de la glande voisine.

Pendant les mois de janvier et février 1875, des essais méthodiques de compression par le bandage ouaté ont été tentés par notre collègue et ami Ory ;

mais il n'est arrivé à aucun résultat, et finalement,
la malade, amaigrie, fatiguée, soupirant après un
traitement chirurgical, quitte l'hôpital Saint-Louis
sans se trouver en meilleur état.

Elle reste seulement six jours chez elle, puis se fait
admettre à l'Hôtel-Dieu, dans le service de M. le professeur Richet. Notre collègue et ami Ledouble signale
de plus quelques troubles de la sensibilité, qui est notablement diminuée pour le sein droit : la sensibilité
au froid et au au chaud est bien nette, mais la piqûre
n'est que faiblement sentie. Volume plus considérable des lobes externes.

État général, bon. A eu autrefois quatre attaques
d'hystérie.

Le 9 mars 1875, après une brillante leçon clinique
sur cette malade et sur son genre de maladie, M. le
professeur Richet pratique l'ablation de la mamelle
droite au moyen du couteau galvanique. Après avoir
circonscrit la tumeur par trois incisions courbes,
une supérieure, une externe et une interne, et dissé-
qué une partie de la couche cellulo-adipeuse, le chirurgien se voit obligé de terminer l'opération au
moyen du bistouri, parce que le couteau galvanique
n'est plus assez chaud, l'électricité faisant défaut. Peu
d'écoulement sanguin, on ne lie que quelques artères
insignifiantes. Le sein enlevé pesait 1.985 grammes ;
avec le sang écoulé, la tumeur pouvait s'élever à
2.200 ou 2.300 grammes. On panse avec des boulettes
de charpie et on rapproche faiblement les lambeaux

avec des bandelettes de diachylon. Reste à savoir ce que deviendra le sein de l'autre côté : decroitra-t-il, comme le veulent Hey, Robert, Marjolin ? Continuera-t-il à s'accroître, ainsi qu'incline à le penser M. le professeur Richet ? C'est ce que nous verrons par la suite.

OBSERVATION XVIII

PEECH. *Les mamelles et leurs anomalies*. 1876.

En juin 1832, un adolescent de 16 ans vint me consulter pour douleur dans le sein droit accrue à la pression, accompagnée d'augmentation de volume. C'était une mastite qui bien traitée ne vint pas à suppuration.

En juillet, nouvelle visite, parce que disait-il, le sein gauche s'enflammait, ce qui était inexact, car *il y avait un développement pur et simple de l'organe*. Frictions résolutives sans résultat.

En septembre, le mouvement paraissait arrêté, mais le mamelon était projeté en avant et l'aréole de forme arrondie mesurait 25 millimètres. En novembre, pas de changement du côté du mamelon mais grossissement manifeste des glandes. Bref, au bout de deux ans et en dépit de l'iodure de potassium donné à fortes doses, ce jeune homme avait des mamelles comparables à celles d'une jeune fille de son âge.

OBSERVATION XIX

Benoit et Monteils. *Montpellier médical.* 1877. p. 181. (Résumée.)

Rosine M... L'hypertrophie des seins a commencé à quinze ans ; la jeune fille n'était pas réglée. Elle refuse toute intervention. Réglée à 18 ans. Elle se marie à 25 ans ; elle eut trois enfants. Sous l'influence de chaque grossesse, les seins diminuèrent de volume, si bien qu'après son troisième accouchement, la malade put recommencer à porter un corset ordinaire. Mais ils ne revinrent jamais à leur état normal.

OBSERVATION XX

Billroth. *Deutsche chirurgie.* Lief. XLI. 1880. p. 60.

Maria S... vint me trouver à l'âge de 16 ans, en automne 1868. Elle fut réglée en novembre 1867. Jusqu'en avril 1868 ses seins demeurèrent petits. En juin de la même année, ils avaient atteint la grosseur actuelle. En deux mois et demi ! Il y eut une légère régression jusqu'en octobre, puis ils reprirent leur grosseur actuelle.

Dimensions. — Le sein gauche à la base mesure 23 centimètres de circonférence. Du bord inférieur de la troisième côte jusqu'au mamelon, 10 centimètres trois quarts. Du côté droit au côté gauche, 9 centimètres.

Le sein droit mesure 19 cent. 5 de circonférence. De la troisième côte au mamelon, 9 centimètres trois quarts ; le diamètre de droite à gauche, 8 centimètres et demi.

Toutes les mesures furent prises les seins pendants. La malade refuse une intervention. Un an plus tard, les seins ont un peu diminué, mais d'une façon insignifiante.

OBSERVATION XXI

J.-M. BARTON. *Philadelphia med. Times*, 25 juin 1887.
(Citée d'après M. H. CAUBET.)

Jeune fille de 14 ans. L'hypertrophie mammaire a commencé à cet âge et reste localisée au sein gauche. Réglée à 16 ans. Amputation du sein. Examen histologique : adénofibrome.

OBSERVATION XXII

RICHTER. *Centralblatt für Chirurgie*, XV, 1888, p. 94.
(Citée par M. H. CAUBET.)

Jeune fille de dix-huit ans. Les deux seins énormes descendaient jusqu'à l'épine iliaque antéro-supérieure. Amputation. Guérison.

OBSERVATION XXIII

ROTTMANN. *Budapesti kir. Orvsegyesület*, 1895 (octobre), in
Centralblatt für Gynækologie, 1896, p. 704.
(Citée d'après M. H. CAUBET.)

Jeune fille de quinze ans. L'hypertrophie des seins
évolua en quatre mois. Amputation des deux seins :
le droit pesait 7 kilogrammes, le gauche pesait
5 kil. 500. Guérison.

OBSERVATION XXIV

DOONATI CARL. *Centralblatt für Gynækologie*, 1900, p. 913.

Jeune fille réglée à 17 ans, a été chlorotique à
15 ans. Ses seins sont fortement développés et grossissent progressivement. Les règles deviennent irrégulières, puis se suppriment. Se marie à 19 ans. Les
seins grossirent un peu. Grossesse probable. Au bout
de quelque temps, métrorragie. On provoque l'accouchement d'un enfant mort. La malade, qui a présenté
de l'œdème, le voit disparaître quinze jours après la
délivrance. Trois semaines après la naissance, les
seins ne présentent aucune sécrétion.

À la palpation, on ne constate nulle part une tumeur dans ces seins hypertrophiés. La consistance est partout la même. Des réseaux veineux partent du mamelon et vont jusqu'au cou.

La grande circonférence au milieu des seins a à droite et à gauche 46 centimètres ; à la base, 40 centimètres. La grande largeur est de 23 centimètres au milieu a gauche et à droite. Les seins surplombent de deux centimètres une ligne tracée par l'ombilic. Les mamelons petits ont la grosseur d'une noisette. Les mesures sont prises les seins pendant.

Deux semaines après, les mensurations donnent les mêmes résultats : les seins hypertrophiés depuis la puberté, très peu influencés par la grossesse, ne le sont pas non plus après l'accouchement.

On a perdu depuis la malade de vue.

OBSERVATION XXV

B. Englander. *Ein Fall von einseitiger diffuser Brustdräsenhypertrophie bei einer Frau (Wiener klin. Wochenschr., 1901, p. 951).*
(Cité d'après une note de M. Ch. Firket.)

Une femme avait présenté une hypertrophie mammaire unilatérale modérée. Sa fille présenta dès l'enfance un état semblable et fut atteinte d'une hypertrophie considérable, toujours unilatérale, au cours de sa première grossesse.

OBSERVATION XXVI

Ch. FIRKET. *Bulletin de l'Académie royale de médecine de Belgique,*
octobre 1902.

Marthe X... a présenté les premiers signes d'un développement anormal des seins à 11 ans et demi. Son père, grand et maigre, plutôt faible dans sa jeunesse, est actuellement bien portant : sa mère est une femme énergique, de taille moyenne, *plutôt forte de poitrine,* mais sans aucun excès : elle a été réglée à 12 ans et jouit d'une excellente santé.

Pendant son enfance, Marthe X... n'a pas présenté d'accident morbide sérieux : elle a fait vers 5 ans une *rougeole d'intensité moyenne :* c'était une enfant un peu délicate, plutôt grêle mais bien conformée, sans anomalie, et jouissant en général d'une bonne santé. C'est dans ces conditions que vers le milieu de 1899 elle s'aperçut d'un début de développement des seins qui prit bientôt des proportions extraordinaires.

L'état général ne parut pas d'abord s'en ressentir : pas de fièvre, pas de troubles digestifs ni circulatoires, appétit conservé. Mais à mesure que l'hypertrophie s'accusait, l'état général, malgré la persistance des fonctions digestives, s'altéra sensiblement : la malade maigrissait et s'anémiait profondément : sa croissance cependant n'était pas arrêtée et semblait même s'accuser davantage en raison de sa maigreur.

Localement, la fillette ne ressentait ni douleurs, ni picotements, mais seulement la gêne résultant du poids considérable des seins. Les veines superficielles n'étaient pas spécialement apparentes : pas de tuméfaction des ganglions axillaires ; pas de sécrétion par les mamelons qui sont déprimés.

Différents traitements furent successivement employés : application locale de pommade iodo iodurée, tablettes de thyroïdine, massage, enfin capsules d'apiol dans l'espoir de dériver le « molimen » vers l'utérus, qui jusqu'alors n'avait donné aucun signe d'activité.

Ces traitements, comme dans l'immense majorité des cas de ce genre, n'eurent aucun succès, et en présence des progrès de la lésion et de l'altération croissante de l'état général on se décida à pratiquer l'amputation des seins, qui fut faite en une seule séance, le 15 mai 1900, par M. le docteur Diderrich.

Les suites opératoires furent excellentes : la malade reprit bientôt ses forces. Six mois après la menstruation s'établit sans douleur. En septembre 1902, l'enfant est devenue une jeune fille bien portante, légèrement anémiée, car elle mène une vie sédentaire ; tendance à des douleurs céphaliques ou intercostales. Les règles ont continué de se faire normalement, elles sont faciles, sans douleurs, avec, dans ces derniers temps une certaine tendance à anticiper sur la date normale ; pas de leucorrhée, aucun symptôme donnant lieu de croire à une lésion des organes du petit bassin. Du côté du système nerveux, aucune anomalie, sauf une certaine excitabilité qui est accusée depuis l'opération et qui entretient peut-être l'inquiétude que garde l'opérée au sujet de l'avenir ; mais la jeune fille est active, l'expression de son visage est franche et ouverte ; elle n'est nullement entachée de névropathie.

OBSERVATION XXVII

Ch. FIRKET. *Bulletin de l'Académie royale de médecine de Belgique,*
novembre 1902.

La sœur de Marthe X..., atteinte d'une hypertrophie mammaire de la puberté, actuellement âgée de 11 ans, non réglée, présente un développement anormal de l'un des seins, qui atteint les dimensions d'un citron, alors que l'autre est encore infantile.

OBSERVATION XXVIII

H. ALBERT. *Journal of the American medical association,* t. LV,
n° 16, 15 octobre 1910, p. 1339. (Résumée.)

Une fillette de 13 ans, non réglée, présentait depuis juin 1903 un accroissement des seins tellement rapide

qu'en août on estimait le poids de chaque glande à
huit livres.

En octobre, le poids pouvait être évalué à douze
livres.

L'amputation du sein gauche eut lieu le 14 juillet
1904. On constate à l'examen de la pièce que son
poids est de vingt-huit livres.

Le 12 août, on enlève l'autre sein. Son poids est
de vingt-six livres.

Les règles apparaissent pour la première fois six
semaines après la deuxième opération, et depuis lors
ont toujours été régulières.

L'auteur, qui a suivi la malade, signale son mariage
en 1909, puis une fausse couche de six mois.

OBSERVATION XXIX

G.-B. JOHNSTON. *Tr. South. Surg. and Gynec. Assoc. Philadelphia.*
1904, XVI.

A case of bilateral diffuse virginal hypertrophy of the breasts.

(Nous n'avons pu nous procurer ce journal.)

OBSERVATION XXX

CORNIL. *Les tumeurs du sein.* Paris, 1908, p. 75.

J'ai eu parmi mes malades à Lourcine, en 1877, une
jeune fille de 18 ans, dont les seins, bien conformés,

énormes, couvraient le ventre jusqu'au dessous de l'ombilic dans la station debout, et les genoux quand elle était assise. L'un de ces seins, un peu plus gros que son congénère, a été opéré plus tard et j'en ai fait l'examen. La peau du sein est normale ou un peu épaisse mais non adhérente au pannicule adipeux sous-cutané : il en est de même du mamelon.

OBSERVATION XXXI

D'Angelo. *Gaz. Sicil. di med. et chir.*, Palermo, 1908.
Un caso de ipermegalomastia della puberta.

(Nous n'avons pu nous procurer ce périodique.)

OBSERVATION XXXII

H. Caubet. *Toulouse médical*, 1910, n° 7, p. 97.

Germaine Por.... âgée de 12 ans et demi, a toujours joui d'une bonne santé. Elle m'est amenée par ses parents dans les premiers jours de novembre 1909. Elle présente une hypertrophie bilatérale symétrique et considérable des seins.

Le début de cette affection remonte seulement à quinze mois août 1908. La fillette avait alors 11 ans ; avant cette date, les seins ne présentaient rien d'anormal.

L'augmentation de volume des seins s'est faite
lentement, progressivement et a suivi une marche
régulière et parallèle des deux côtés. La malade n'a
jamais ressenti de douleurs : à peine quelques picotements. Au début, la santé générale de l'enfant n'a pas
souffert ; mais, depuis trois à quatre mois, les parents s'aperçoivent que leur fillette maigrit, que son
teint devient terreux, que son appétit diminue : ce
sont surtout les raisons de cet ordre qui les ont déci-
dés à venir me consulter. Elle est, en effet, pâle et
chétive. L'enfant n'est pas encore réglée.

Les deux seins présentent le même aspect et sensiblement les mêmes dimensions : la description de l'un
s'applique donc à l'autre. Leur forme est allongée : ils
sont aplatis d'avant en arrière et leur masse pend au-
devant du thorax et de l'abdomen : leur extrémité
inférieure dépasse en bas un peu l'ombilic.

Chacun mesure en hauteur 0 m. 34 : leur diamètre
à la partie moyenne est de 0 m. 18 : leur circonférence à la partie moyenne est de 0 m. 16.

On aperçoit le mamelon étalé sur la partie inférieure et externe de la tumeur, symétriquement des
deux côtés. On voit, faisant saillie sous la peau, un
réseau de volumineuses veines. La peau a partout sa
coloration normale, la consistance de la tumeur est
égale dans tous les points : elle est ferme, élastique,
rappelant à peu près exactement celle d'une glande
mammaire normale de femme adulte. On sent très
bien par la palpation que la masse est constituée par

une série de lobes séparés les uns des autres par des sillons réguliers ; mais ces lobes sont infiniment plus volumineux que ceux d'une glande normale. On a l'impression de palper un sein démesurément grossi dans toutes ses parties et d'une façon uniforme.

La peau est mince et se laisse pincer aisément ; il n'y a nulle part d'adhérence à la glande. La palpation ne réveille aucune douleur. Aucun écoulement par le mamelon. Pas de ganglions axillaires.

En présence de ces caractères je porte le diagnostic d'hypertrophie vraie de la glande mammaire.

Le traitement médical tenté par le médecin de la famille (teinture d'iode à l'intérieur, capsules d'ovarine, pommade iodo-iodurée) n'ayant donné aucun résultat ; d'autre part, les parents affirmant que le volume des seins augmente toujours et que la santé de l'enfant est toujours précaire, je conseille une opération chirurgicale qui est acceptée.

La fillette entre à l'Hôtel-Dieu dans le service de mon collègue, M. Mériel, a l'obligeance duquel je dois d'avoir pu pratiquer moi-même l'opération.

Opération, 29 novembre 1909 sur les deux seins.

Suites opératoires. — Suintement séro-sanguinolent qui oblige à changer le pansement le lendemain matin. Les drains sont enlevés le troisième jour. La malade se lève le cinquième jour. Agrafes le septième jour. Réunion per primam.

Le 1ᵉʳ mars 1910, je reçois des nouvelles de ma

petite opérée. Sa santé est florissante : elle a beaucoup engraissé. Elle n'est pas encore réglée .

OBSERVATION XXXIII

H. CARBET. *Toulouse médical*, 1910, n° 7, p. 96.

La mère de l'enfant de l'observation précédente a présenté au même âge la même affection. Cette femme a actuellement 37 ans et jouit d'une excellente santé. A l'âge de 12 ans elle a commencé à voir ses deux seins augmenter de volume ; l'hypertrophie atteint très vite de grandes proportions. Elle fut opérée à l'âge de 14 ans et fut réglée le soir même de l'opération. Depuis les menstrues ont toujours été régulières.

Elle s'est mariée, est devenue enceinte une première fois à 24 ans, la grossesse a été normale. Elle est devenue enceinte une seconde fois à 27 ans ; notre petite malade a, en effet, une sœur âgée de 10 ans, qui ne présente actuellement rien d'anormal du côté des seins.

L'intervention pratiquée chez la mère a consisté dans l'ablation des deux glandes mammaires hypertrophiées ; les cicatrices ne présentent aucune particularité.

OBBSERVATIONS XXXIV et XXXV

(Résumées : citées d'après M. H. CAUBET.)

TATCHELL. *New-York med. Journ.*, XCI, 1910, n° 8, p. 388.

Chez une jeune Chinoise de 20 ans une hypertrophie des seins, datant de neuf mois, a régulièrement progressée. Elle a été réglée à l'âge de 17 ans, d'abord avec régularité, puis irrégulièrement et enfin les menstrues ont complètement cessé. On pratique l'amputation des deux seins : guérison parfaite.

Dans le même travail Tatchell rapporte une observation d'hypertrophie bilatérale des seins chez *un jeune Chinois de 20 ans.*

OBSERVATIONS XXXVI et XXXVII

P. DELBET. *Traité de Chirurgie*, t. V, p. 770.

L'auteur cite sans autre détail deux cas qu'il a observés personnellement après 1891, dans lesquels l'hypertrophie mammaire s'est développée au moment où les règles se sont établies.

CONCLUSIONS

Nous croyons pouvoir tirer légitimement de notre travail les conclusions suivantes :

I. Il y a lieu de distinguer l'hypertrophie mammaire de la puberté des autres hypertrophies du sein et, en particulier, de l'hypertrophie de la grossesse.

II. Dans l'hypertrophie mammaire de la puberté, les troubles du côté de la menstruation et les autres causes signalées par les auteurs comme prépondérantes n'ont qu'un rôle secondaire : *l'hérédité* devient un facteur étiologique primordial.

III. Les caractères anatomo-pathologiques de l'hypertrophie mammaire de la puberté nous font accepter l'opinion de M. Pierre Delbet et nous rangeons cette affection dans les *anomalies* du sein, non dans les tumeurs.

IV. L'affection, au point de vue clinique, évolue en deux périodes. Dans la première, les seins sont saillants et globuleux, les symptômes fonctionnels peu marqués. Dans la seconde, les seins tendent à se pédiculiser, les symptômes fonctionnels acquièrent une importance plus grande.

V. L'altération de l'état général est, le plus souvent, précoce dans l'hypertrophie mammaire de la puberté.

VI. La marche de l'affection est, en général, rapide, le pronostic toujours grave.

VII. Le seul traitement efficace et rationnel est l'amputation bilatérale en une seule séance, dès le diagnostic posé. La guérison a toujours été obtenue.

BIBLIOGRAPHIE

Astley Cooper. — Œuvres chirurgicales. Traduction par MM. Chassaignac et Richelot. Paris, 1838.

H. Albert. — The Journal of the American Medical Association, t. LV, n° 16, octobre 1910, p. 1339.

D'Angelo. — Gaz. Sicil. di med. et chir., Palermo, 1908.

P. Broca. — Traité des tumeurs, t. II, 1869.

Billroth. — Krankheiten der Brustdrüsen. Deutsche Chirurgie, lief XLI, 1880, p. 69.

Binaud et Braquehaye. — Traité de chirurgie clinique et opératoire, t. VII, 1899.

Barton. — Philad. med. Times, 25 juin 1887.

Bédor. — Journ. de méd. de Boyer, 1835, et Gaz. méd. de Paris, 1836.

Benoît et Montells. — Montpellier médical, 1877, p. 481.

Bonet. — Polyalthes, s. thesaurus medico-practic. Genevæ, 1691, t. III, lib. V, cap. XXIX, p. 371.

Petr. Borel. — Historiarum et observationum centuriæ IV, Parisiis, 1757, centur I, observ. XLVIII, p. 50.

Bouyer. — Archives générales de médecine, t. XXVI, 1851, p. 227.

H. CALBET. — *Archives de médecine des enfants*, n° 3, 1911, p. 172.

V. CORNIL. — *Les tumeurs du sein*, Paris, 1908.

P. DELBET. — *Traité de chirurgie de Duplay et Reclus*, t. V, 3° édition, 1898.

DONATI CARL. — *Centralblatt für Gynaekologie*, 1900, p. 913.

DURSTON, in *Philosophica transact.*, n° 35, t. II, 1669.

ENGLÄNDER, in *Wiener klin. Wochenschr.*, 1901, p. 65 cité d'après M. Ch. Firket.

FINGERHUTH, traduit in *Archiv. génér. de méd.*, 2° série, t. XIV, 1° semestre, 1837.

FIRKET. — *Bulletin de l'Académie royale de médecine de Belgique*, novembre 1902.

FERRIS. — *Gaz. des Hôp.*, 1846, n° 90, p. 358.

FRAENKEL, in *Deutsche med. Wochenschr.*, 1898, p. 393.

GLUCK. — *Gaz. méd. de Paris*, 1864, p. 760.

C. J. GRAMS, in *Schmidt's Jahrbücher*, p. 44, t. CXVIII, 1863.

W. HEY. — *Practical observ. in surgery*, London, 1810, p. 500.

HORTELOUP. — *Thèse de concours*, 1877.

HUNTER LANE, in *Schmidt's Jahrb.*, 1835, s. 171.

HUSTON, in *The American Journal of med. scien.*, t. XIV, 1834, p. 374.

De JOERDENS, in *Hufeland's Journal, etc.*, Berlin, 1801, XII Bandes.

G.-B. JOHNSTON. — *Tr. South Surg. and Gynec. Assoc.*, Philad., 1904, XVI.

L. KOBER. — Dissertatio inauguralis medica, etc..., Lipsiæ, 1895.

Ed. LABARRAQUE. — Thèse, Paris, 1875.

LABBÉ et COYNE. — Traité des tumeurs bénignes du sein, 1876.

LAURENT. — Thèse de Paris, 1888.

LEREBOULLET. — Bull. de la Société méd. des Hôpitaux et Gazette hebdom., août 1877.

MAC SWINEY. — Dublin quarterly Journ. of med. science, 1870, t. XLIX, p. 549.

MALGAIGNE. — Gazette des Hôpitaux, 1844, p. 599.

MANEC. — Gazette des Hôpitaux, janvier 1859, p. 45.

MARJOLIN. — Bull. de la Soc. de chir. de Paris, 1868, p. 342.

NÉLATON. — Pathologie chirurg., t. V, p. 33, 1857.

NEVERMANN. — De mamm. morb. curandis commen. med. chirurg., Rostochii, 1831.

OLLIVAN. — Thèse de Paris, 1880.

Phil. PALMUTH. — Observ. medic. centuri. posthu., Brunswig, 1648, cent. II, observ. LXXXIX.

PUECH. — Les mamelles et leurs anomalies, 1876.

RICHTER. — Centralblatt für Chir., 1888, n° 5, p. 94.

ROTTMANN. — Budapesti kir. Orvosegyesület, 1895 octobre, in Centralblatt für Gynœkologie, 1896, p. 704.

ROUSSEAU, in Revue médico-chirurg., t. IV, 1856, p. 596.

ROMEC. — Thèse, Paris, 1881.

SCHURIG. — Parthenologia, Dresde, 1729, p. 183.

J. Schenk. — *Observat. med. Francof. ad Oder.* 1609,
lib. II, p. 331.

Schusser et Linotzky. — *Mercredi médical,* 1891,
p. 259.

Sennert. — *Practic. medicinæ.* 3° édit., 1660, lib. IV,
chap. I.

F.-A. Skuhersky, in *Weitenweber's Neue Beitragen zur
Med. und Chir.,* Prag., 1841, pp. 49, 64.

Tytchett. — *New York med. Journ.,* XCI, 1910, n° 8,
p. 388.

Varandœus. — *Opera omnia,* Lugduni, 1658, t. III,
chap. III.

Velpeau. — *Traité des maladies du sein et de la région
mammaire,* 1857.

Virchow. — *Pathologie des tumeurs,* 1867.

Weitenweber, in *Vierteljahrschrift für die praktische
Heilkunde,* Prag., 18⁴⁷, XIII Band., origin. auf.,
p. 80.

Toulouse — Librairie Ch. DIRION, rue de Metz, 22.